$Te\ ^{127}/_{47}$

DE LA FIÈVRE PUERPÉRALE

ET DE

LA RÉFORME DES MATERNITÉS

PAR

Léon BILLET

ANCIEN INTERNE EN CHIRURGIE DES HÔPITAUX DE LA MARINE (CONCOURS DE 1865),
EXTERNE DES HÔPITAUX DE PARIS (1867-72),
MÉDAILLE DE BRONZE DE L'ASSISTANCE PUBLIQUE,
EX-CHIRURGIEN MAJOR DU 18ᵉ BATAILLON DE LA GARDE MOBILE (SEINE).

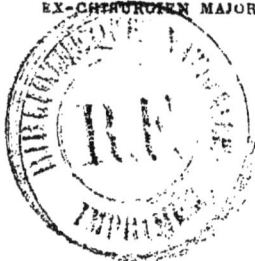

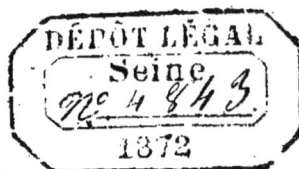

PARIS

LIBRAIRIE DE J.-B. BAILLIÈRE ET FILS, ÉDITEURS

19, rue Hautefeuille, 19, près le boulevard Saint-Germain.

1872

PRÉFACE

« Homines ad Deos nulla re
propius accedunt, quam salutem
hominibus dando. »

(CICERO, Pro Ligario.)

« Il y a quarante ans que la question des Maternités est
posée, et que de tous les points du globe s'élèvent des voix
autorisées qui réclament et protestent contre le système meur-
trier des hôpitaux d'accouchements. Les Académies, les Socié-
tés de médecine ont retenti des plaintes de nos anciens et des
nôtres; l'enquête est faite, la solution est indiquée, et rien ne
s'est fait ou presque rien. Lutter contre l'indifférence et le
scepticisme, user ses forces et son ardeur dans un combat
stérile, frapper à toutes les portes en vain, parler, écrire et
recommencer sans cesse l'œuvre de prédication, c'est ce que
nous avons fait » (1).

Telles sont les propres paroles par lesquelles M. le Dr Lorain
commençait son Rapport sur les Maternités, dans ses *Cahiers
de* 1870. Cette question, la plus importante de l'hygiène des
hôpitaux, je veux la reprendre, quelque faible que soit 'ma
voix après celle des hommes éminents qui ont parlé avant
moi; je veux exposer, avec quelques détails, tout ce qui a été
dit, tout ce qui a été écrit d'important sur ce grave sujet qui
intéresse si vivement la société, inconsciente malheureusement du préjudice que lui porte journellement le *statu quo*
dans lequel on est resté. J'ai fait une étude un peu étendue de
la fièvre puerpérale, au point de vue de la contagion, de l'in-

(1) P. Lorain. L'Assistance publique. Cahiers de 1870.

fection et de l'épidémicité. J'ai cru que je ne pouvais guère prononcer ces mots sans relater les choses les plus saillantes qui ont été dites ou pensées sur l'étiologie de la maladie; l'hypothèse des germes contagieux m'a paru trop sérieuse pour que je n'en touchasse pas quelques mots, surtout quand des hommes comme Paul Dubois, Trousseau, Pajot, Depaul, Hervieux, etc., ont admis la nature miasmatique de la maladie, et que de savants chercheurs, comme Reveil, Chauveau et le regretté Chalvet, ont trouvé dans l'atmosphère nosocomiale des éléments morbides capables de justifier la théorie avancée. Le but de mon travail est de passer en revue les différents systèmes de services d'accouchements qui existent en France et à l'étranger, les réformes qui ont été proposées ou exécutées pour obvier à l'apparition de la maladie, et après l'exposé des idées qui nous sont personnelles sur les réformes à faire dans nos Maternités, je terminerai en indiquant les précautions que l'accoucheur doit prendre dans la clientèle. Certes, l'audace est grande, sans doute, de venir battre en brèche une institution que le peuple est habitué à considérer comme une des plus belles créations de la charité publique, de dire que ces édifices construits à grands frais, aux façades riches et élevées, que ces salles spacieuses, aux larges fenêtres et suffisamment ventilées, aux parquets d'une irréprochable propreté, que ces lits, ces rideaux, ces draps blancs, ces soins qui entourent les nouvelles accouchées, que toutes ces choses enfin que le pauvre ne trouve pas chez lui et que les offrandes du riche lui procurent, sont dangereuses. C'est que la façon de donner vaut mieux que ce que l'on donne. Il serait préférable souvent, me disait un éminent professeur d'accouchements, que la femme qui vient réclamer nos soins à la Clinique accouchât dans un corridor, sur une botte de paille que dans le lit bien propre que nous lui donnons.

C'est qu'à de certains moments, dans ces Maternités, apparaît un fléau insaisissable et terrible, contre lequel tous les efforts de la thérapeutique viennent échouer; contre lequel les procédés d'aération, de ventilation, les soins de propreté même ont été impuissants, et dont les effets ne peuvent être conjurés que par une réforme radicale. C'est l'accumulation et l'encombrement des malades qui créent le mal; faites disparaître l'accumulation et l'encombrement.

Voici une des questions qui intéressent au plus haut point l'humanité, et que devraient étudier et faire progresser ceux qui se disent les amis du peuple, mais qui ne s'occupent que d'un prétendu socialisme qui n'a jamais servi qu'à tromper et à faire tuer des ignorants. Si le pauvre savait combien il y a de questions en souffrance comme celle que nous allons étudier, il s'occuperait un peu moins de la politique dont il est toujours la première victime, et un peu plus de ce qui intéresse son bien-être et même sa vie.

Aujourd'hui nous pensons le moment opportun pour formuler des vœux. Pendant que l'on est dans la période des réformes, que l'Assistance publique fasse aussi la sienne. On lui a montré la plaie, indiqué le remède; qu'attend-elle?

DE LA FIÈVRE PUERPÉRALE

ET DE LA

RÉFORME DES MATERNITÉS

CHAPITRE Ier

DE LA FIÈVRE PUERPÉRALE ET DE SES ANALOGIES
AVEC LA FIÈVRE PURULENTE.

Il existe, à de certains moments, dans les Maternités, sous forme épidémique, et quelquefois en ville, une maladie dont la nature et l'étiologie ont été beaucoup discutées, mais dont les effets ont toujours été regardés, d'un accord unanime, comme affreusement désastreux, puisqu'on n'a jamais su ou voulu leur rien opposer d'efficace.

J'ai nommé la fièvre puerpérale. Nous aurons trois points à étudier : 1° la nature de la maladie ; 2° le mode de propagation ; 3° son traitement, ou plutôt les moyens de l'éviter ou de prévenir son développement. Et, d'abord, entendons-nous sur le sens de ce mot *fièvre puerpérale* ; il est un peu vague et ne donne pas la relation de cause à effet. La fièvre, c'est l'effet, la cause, c'est ce protée dont les métamorphoses morbides se traduisent par la péritonite, la métrite, l'inflammation des annexes de l'utérus, la phlébite utérine (*phlegmatia alba dolens*), la lymphite utérine, l'érysipèle, la mammite, les ophthalmies purulentes, etc., enfin tout ce cortège qui apparaît à de certains moments dans les services d'accouchements, et que l'on nomme accidents puerpéraux. Qu'un de ces accidents se déclare, la fièvre s'allume, le pouls devient petit et fréquent, les traits s'altèrent avec une incroyable rapidité, la peau se couvre d'une sueur visqueuse, l'appétit se perd; il y a intoxication de l'individu, et les phénomènes de l'intoxication se traduisent extérieurement avec plus ou moins d'intensité, selon le degré de l'intoxication elle-même.

Pour M. Dubois, la fièvre puerpérale est le résultat d'une affection miasmatique déterminant la viciation du sang, et consécutivement une pyoémie générale, une sorte de diathèse purulente (1).

Cruveilhier lui donne le nom de typhus puerpéral, maladie contagieuse, miasmatique, infectieuse, conséquence de l'encombrement.

Monneret la définit : affection primaire, essentielle, endémoépidémique, presque toujours mortelle, propre aux femmes en couche, et qui détermine rapidement la phlegmasie suppurative des veines de la matrice, du péritoine et des autres organes (2).

La fièvre puerpérale est une maladie d'origine miasmatique dont le miasme générateur pénètre dans le sang, l'empoisonne et le rend apte à la production, le plus souvent très-rapide, de localisations inflammatoires très-variées, surtout dans les organes dont la vitalité a été exaltée par la grossesse et l'accouchement (3).

Cette dernière définition, donnée par M. Danyau dans la discussion qui s'éleva en 1858 à l'Académie de médecine, est celle à laquelle nous nous arrêterons, comme étant plus con-

(1) P. Dubois. Dictionnaire en 30 vol., article Fièvre puerpérale.

(2) Danyau. Discussion à l'Académie de médecine sur la fièvre puerpérale, 1858.

(3) Monneret. Pathologie interne, 1866.

forme aux idées que nous avons sur la nature de la maladie.

Elle a été observée à toutes les époques. Depuis Hippocrate jusqu'au commencement du xviiiᵉ siècle, elle a été presque exclusivement attribuée à la suppression des lochies.

En 1686, Puzos attribuait la fièvre des nouvelles accouchées à la suite de la déviation du lait.

Dans ces deux hypothèses, on soupçonnait que le mal était dû à un manque d'élimination de certains matériaux, auxquels on attribuait une action malfaisante provoquée par leur introduction dans l'économie.

Strohter, en 1718, appelle fièvre puerpérale une inflammation de la matrice ou de quelque autre organe. Ce sont ces idées que professaient Barton, Smellie, Th. Cooper, Denmann, Gasc, Gordien, etc.

En 1776, Hunter écrivait que la péritonite était la lésion principale de la fièvre puerpérale.

C'était une fièvre putride, maligne, pour Jenner, Rivière, Willis et Vhite.

Plus récemment, en présence des accidents de la fièvre puerpérale et des lésions constatées à l'autopsie, on a été conduit à penser qu'elle était l'analogue de l'infection purulente, si elle n'était pas identique avec elle. Cette idée, qui a eu plus d'un illustre défenseur, est parfaitement soutenable; car, dans la grande majorité des cas, l'on a trouvé du pus dans les organes où l'on a coutume d'en rencontrer à la suite de l'intoxication purulente, et dans les cas *rares*, où les organes ont paru indemnes, toujours il existait un état pathologique du sang.

En 1848, le Dᵣ Simpson (d'Édimbourg) publiait un mémoire très-intéressant, dans lequel il faisait l'examen comparatif de l'état d'une femme accouchée et de celui d'un individu qui a subi une grande opération chirurgicale, et signalait les analogies qui liaient ces deux conditions.

Depuis plus de cinquante ans, l'altération du sang par le

pus à donné lieu à une foule de recherches intéressantes, parmi lesquelles je rappellerai celles de Ribes, Maréchal, Donec, Blandin, Velpeau et Cruveilhier. Plus récemment, M. le professeur Vogel (1) a posé les conclusions suivantes :

1° Dans la fièvre puerpérale, le sang serait acide, et ce fait serait dû à la présence de l'acide lactique.

2° On y aurait trouvé du carbonate d'ammoniaque, et, dans d'autres cas, de l'hydrosulfate d'ammoniaque.

3° Il aurait perdu la faculté de se coaguler.

4° Les globules ne seraient plus aptes à rougir au contact de l'air, et, par conséquent, ne pourraient plus jouer leur rôle dans l'acte de la respiration.

5° Ces globules seraient en partie décomposés et dissous dans le sérum, qui offrirait une coloration rougeâtre ou d'un brun sale.

D'après Scanzoni :

1° Dans quelques cas, augmentation de fibrine ;

2° Dans d'autres, une véritable pyémie, les divers éléments constitutifs restant dans leurs proportions normales ;

3° Dans d'autres, enfin, une dissolution, ou état putride qui constituerait pour lui une véritable septicémie.

Pour M. Hervez de Chégoin (2), la fièvre puerpérale n'est autre chose qu'une infection générale : avec M. P. Dubois, il reconnaît qu'elle consiste dans une altération du sang, mais avec cette différence qu'au lieu de la croire préalable à l'accouchement, il la considère comme secondaire ;

2° Cette infection est de deux sortes, putride et purulente ;

3° Son foyer est dans la matrice.

Morbus totus ab utero procedit.

(1) Recherches chimiques et microscopiques sur l'état du sang dans la fièvre puerpérale, par le professeur Vogel. (Clinique de Virchow.)

(2) Hervez de Chégoin. Discussion à l'Académie de médecine, 1858.

Il n'y a rien d'étonnant à ce que le mal ait été regardé comme siégeant dans la matrice. Dans presque toutes les autopsies, on trouve en effet la surface interne de cet organe revêtue d'une couche purulente épaisse, se détachant difficilement ; les sinus utérins en sont gorgés, et, comme la péritonite est une des formes fréquentes de la maladie, on rencontre dans le péritoine du pus en plus ou moins grande quantité.

Velpeau, qui était un observateur, fut un des premiers qui proclama l'analogie des deux affections, et cela après de nombreuses autopsies, qui étaient autant de pièces à l'appui de son opinion. Nous en avons nous-même fait plusieurs, et nous avons observé les mêmes lésions : une fois entre autres, nous trouvâmes des abcès métastatiques dans le foie et dans les poumons.

Tessier, qui fit un travail sur la fièvre purulente, partageait aussi ces idées, et Trousseau (1) les formulait nettement devant l'Académie de médecine.

«La maladie, dite fièvre puerpérale, ne diffère pas, disait-il, de la fièvre dite chirurgicale, ou de résorption ou purulente.»

Dans la presque universalité des cas, la plaie placentaire, ou le traumatisme quel qu'il soit, est l'occasion de la maladie.

Sa cause efficiente est dans un principe spécifique, inconnu dans son essence, mais connu par ses effets.

Il terminait par cette idée, sur laquelle nous reviendrons plus tard :

Qu'il n'est pas impossible que, dans un foyer épidémique, on puisse contracter la maladie sous aucun traumatisme.

M. J. Guérin, assimilant la nouvelle accouchée à un opéré qui présente une large plaie au contact de l'air, montre la

(1) Trousseau. Discussion à l'Académie de médecine, 1858.

surface interne de l'utérus non encore revenue sur elle-même, offrant toutes les extrémités vasculaires de la muqueuse divisées, en contact avec des caillots et les lochies communiquant avec l'atmosphère ambiante. Ce milieu ambiant réalise une sorte de constitution spéciale. A la suite de nombreux accouchements incessamment répétés, comme à la suite de nombreux pansements, l'air des salles s'imprègne d'une odeur *sui generis*. Cette odeur est due à des particules organiques qui peuvent devenir toxiques, et produire des ferments qui, mis en présence de la muqueuse utérine, y développeront l'infection.

C'était en 1858 que M. J. Guérin émettait cet avis. A cette époque, déjà, comme on le voit, il possédait les idées qui depuis lui ont fait créer l'ingénieux pansement à la ouate, qui soustrait les plaies au contact de l'air, et qui donne tous les jours de si beaux résultats. Qui sait s'il était possible d'appliquer à la nouvelle accouchée un pansement, un tamponnement capable de soustraire complétement son utérus à l'action de l'air, si on ne la soustrairait pas aussi à l'infection puerpérale, comme M. Guérin soustrait l'opéré à l'infection purulente.

Il existe un fait curieux, et qui semble établir des liens de parenté bien définis entre la fièvre puerpérale et l'infection purulente. C'est que, lorsque dans un service de chirurgie, voisin d'une salle d'accouchements, on voit à la suite des moindres opérations survenir des accidents d'infection purulente, ou l'érysipèle, on peut prédire d'une façon presque certaine, qu'une épidémie va se déclarer dans la salle d'accouchements. Il y a bien longtemps que cette coïncidence a été remarquée. Peu raconte que le Dr Vesou fut mandé, en 1664, par le président de Lamoignon, pour connaître la cause de la grande mortalité des femmes qui accouchaient à l'Hôtel-Dieu. Il déclara que cette épidémie devait être attribuée à ce que la salle des accouchées se trouvait au-dessus

de celle des blessés, et qu'il aurait suffi, pour la faire dimi
nuer, d'éloigner ce voisinage.

M. Marchessaux (1) a aussi montré que pendant une épidémie de fièvre puerpérale, qui ravageait les salles de M. Dubois, à l'hôpital des Cliniques, les opérés appartenant dans le
même hôpital au service de M. Cloquet, succombaient pour
la plupart à des phlébites, à des résorptions purulentes et à
la pourriture d'hôpital.

M. Béhier, enfin, après des recherches faites à l'hôpital
Beaujon, pendant plusieurs années, sur cette question inté-
ressante, et M. Dumontpallier, à l'hôpital Lariboisière, met-
tait la majorité des accidents puerpéraux sur le compte de
l'infection purulente.

D'après M. le Dr Lorain (2), si des affections graves com-
pliquent les opérations chirurgicales, soit à l'hôpital des
Cliniques, soit à l'Hôtel-Dieu, alors que la fièvre puerpérale
sévit dans les services d'accouchements voisins, ces compli-
cations funestes sont dues à l'influence de ce voisinage com-
promettant.

On serait donc en droit d'exiger, par mesure de prudence
et d'humanité, que les services de chirurgie ne soient jamais
limitrophes des services d'accouchements, car ce serait un
crime d'exposer bénévolement de malheureux malades à des
accidents d'une gravité irrémédiable, quand on peut les leur
épargner.

C'est ce motif qui nous fait nous étendre un peu longuement
sur ce point.

Dans une note sur l'empoisonnement puerpéral, lue à l'Académie de médecine en novembre 1869, M. Hervieux émettait
l'idée que la fièvre puerpérale n'était point une unité morbide, mais le résultat d'un poison, d'un miasme spécial qui

(1) Compendium de médecine, t. VII, p. 249.
(2) Lorain. Thèse inaugurale, 1855.

vient se enter sur un état physiologique, et qui y crée toute une série morbide, dans laquelle on ne compte pas seulement la phlébite, la péritonite et la diathèse purulente, mais encore la scarlatine, l'érysipèle, l'ictère, la dothiénentérie, la pleurésie, la pneumonie. Nous adoptons entièrement cette manière de voir qui rapproche les effets de la fièvre puerpérale d'autres affections complétement analogues par leur génie épidémique, et qui reconnaissent aussi comme étiologie une action miasmatique ; je veux parler du miasme des hôpitaux ou des camps, qui engendre indifféremment la phlébite, l'infection purulente, ou l'érysipèle.

Une objection a été faite. On a demandé où était la preuve que toutes ces maladies si variées procédassent de l'intoxication puerpérale. Cette preuve, d'après M. Hervieux, réside dans le génie épidémique lui-même, dont les effets sont variables dans l'intensité, dans la marche, et selon les organes sur lesquels ils agissent. Nous avons vu, à la fin de l'année 1871, éclater une épidémie de fièvre puerpérale dans le service d'accouchements que dirigeait à Saint-Antoine M. le Dr Lorain. Eh bien! la pléiade des accidents puerpéraux semblait s'y être donné rendez-vous : métrite, pelvipéritonite, péritonite, érysipèle, abcès mammaires, ophthalmie purulente chez un nouveau-né ; lymphangite de l'avant-bras, même chez la fille de salle, tout éclatait presque simultanément. Ne semblerait-il pas, comme le soupçonnait Trousseau, qu'il en est des germes morbides comme des germes végétaux, qui, dans le terrain où ils se développent conjointement, produisent des êtres organisés ayant chacun leur nature spéciale subordonnée à la nature du germe lui-même?

Ainsi donc, le poison puerpéral a le pouvoir de créer toute une série morbide, et la multiplicité de ses effets empêche qu'on en puisse esquisser, même à grands traits, la physionomie générale.

CHAPITRE II

ÉTIOLOGIE.

Nous venons de voir quelles étaient les principales lésions déterminées par la fièvre dite puerpérale. Nous avons montré l'analogie qui existait entre cette maladie et l'infection purulente; nous arrivons maintenant au point le plus difficile et le plus controversé de la question : l'étiologie. Dans le chapitre précédent, le mot miasme a été prononcé : c'est une maladie provoquée par l'action des miasmes sur l'économie. « Mais quels sont-ils? D'où proviennent-ils, ces miasmes ? disait M. Paul Dubois (1). Insaisissables en eux-mêmes, peut-on au moins leur assigner une origine certaine! Les sécrétions qui s'écoulent et les émanations qui s'échappent du corps des nouvelles accouchées rassemblées en grand nombre dans les hôpitaux qui leur sont destinés, le voisinage de quelque établissement où séjournent des matières animales ou végétales en putréfaction, telles sont les causes principales d'où l'on a fait dépendre la viciation de l'air et l'empoisonnement miasmatique du sang. »

C'est donc une émanation qui, bien qu'inappréciable le plus souvent par les procédés de la physique et de la chimie, se répand dans l'air et exerce ensuite son influence pernicieuse.

« Les miasmes, dit M. Robin, sont constitués par les substances organiques de l'air, à divers états de modifications catalytiques » (2).

Depuis le jour où Boussingault analysant l'air au-dessus

(1) Dictionnaire en 30 vol., article Fièvre puerpérale. —
(2) Dictionnaire de Nysten, article Miasme.

des immenses marécages de l'Amérique, y démontrait expé-
rimentalement la présence des substances organiques, jusqu'à l'époque actuelle, bien des révélations ont été faites sur
la nature véritable ou supposée de ces miasmes dans les différents milieux où ils ont été observés, et dans les différentes
maladies qu'ils ont été soupçonnés d'avoir provoquées.

Malgré les difficultés de l'œuvre, les recherches se sont
poursuivies d'une façon soutenue, et l'on a pu publier quelques découvertes qui ont jeté un rayon de lumière sur ce
côté obscur de la question des affections contagieuses.

Trousseau, dans sa Clinique de l'Hôtel-Dieu, rappelle les
expériences et la nouvelle théorie de M. Pasteur (1), qui
annonce avec M. Pouchet et Lemaire (2, 3) qu'il a découvert
dans l'atmosphère des myriades de germes et d'infusoires,
tout prêts à se développer, et que les différentes fermenta-
tions alcoolique, butyrique, lactique sont dues à la présence
des spores en suspension dans l'air. D'un terrain propice à la
fermentation, l'organisme, de germes agissant comme ferments, il était dificile de ne pas conclure à la théorie du parasitisme animal ou végétal.

MM. Reveil et Chalvet ont trouvé dans l'atmosphère des
hôpitaux dés corpuscules morbides qui peuvent agir comme
ferments, et, dans certaines conditions hygrométriques et de
température, donner naissance aux affections qui nous échappent par leur essentialité. La fièvre puerpérale pourrait donc
avoir un ferment spécial susceptible d'agir sur la nouvelle
accouchée dans telle ou telle condition.

Voici dans quels termes s'exprime M. le Dr Chalvet.

(1) Pasteur. Comptes-rendus à l'Académie des sciences,
6 février, 7 mai, 15 décembre 1860.

(2) Pouchet. Compte-rendu à l'Académie des sciences, 1860,
p. 833.

(3) Lemaire. Revue médicale française et étrangère, t. XI,
p. 412.

« Les recherches que j'ai faites m'ont confirmé dans cette vérité que l'atmosphère noso-comiale n'est pas un mot vide de sens. Cette atmosphère diffère trop de l'air pur pour qu'il soit permis de ne pas en tenir compte quand il s'agit de l'hygiène des salles d'hôpitaux. La vapeur d'eau recueillie par condensation, au moyen de la glace, dans quelques-unes de nos salles, contient en proportion considérable des cellules et des débris de cellules épithéliales, de formes diverses, jaunissant par l'acide nitrique, des brins de charpie, chargés eux-mêmes de ces corpuscules organiques, dont ils favorisent la dissémination. Nous avons vu avec M. Kulhmann, dans le laboratoire de M. Réveil, quelques-uns de ces débris organiques incrustés d'une substance granuleuse qui a donné les réactions du cuivre. Les poussières de cette observation avaient été recueillies par M. Réveil dans une salle réservée aux maladies des yeux et où l'on faisait largement usage des cautérisations au sulfate de cuivre.

Des poussières recueillies par l'époussetage sur les murs de l'hôpital Saint-Augustin, service de M. Richet, à l'hôpital Saint-Louis, m'ont donné 36 pour 100 de matières organiques. Les mêmes poussières prises à une autre époque ont donné 46 pour 100 de matières organiques à M. Kulhmann, alors préparateur de M. Réveil.

Ces mêmes poussières exhalaient une forte odeur de putréfaction lorsqu'on les humectait et qu'on les abandonnait à la fermentation.

On peut croire que l'humidité en agissant sur ces poussières, qui adhéraient aux parois des murs depuis bien des années, développaient des gaz qui, peu nuisibles par eux-mêmes, favorisaient le transport dans l'air d'éléments organiques, qui pouvaient servir de substratum à certains principes infectants. Afin d'établir cliniquement l'origine animale de la plupart de ces corpuscules flottants, je suis parvenu, aidé par les conseils de M. Lutz, à obtenir de l'acide cyanhydrique et du bleu de Prusse avec les matières organiques contenues dans la vapeur d'une des salles. J'ai pu de la sorte doser approximativement les matières azotées qui flottent dans l'air des salles, et qui paraissent former l'ensemble des principes connus des hygiénistes sous le nom de miasmes. »

Ces découvertes de Chalvet (1) sont bien conformes aux idées que défendent M. le professeur Robin et M. Liébig. D'après ces maîtres de la science, l'agent actif reconnaîtrait des substances organiques animales ou végétales, solides, liquides ou en suspension dans la vapeur d'eau, et se comportant de telle façon, que, lorsqu'elles sont altérées, elles transmettraient aux substances organiques saines, par simple contact, leur genre d'altération ou un genre analogue.

Il n'y avait pas loin de la théorie de la fermentation au parasitisme. On pense que des microzoaires et des microphytes pouvaient se développer dans le sang des femmes atteintes de fièvre puerpérale et y agir par une action spéciale.

En 1863, M. Mayenhoffer signalait la présence de bactéries dans les lochies de femmes atteintes de fièvre puerpérale; des lapins injectés avec ce sang moururent rapidement au milieu des symptômes particuliers, tels que convulsions et spasmes respiratoires (2).

Le 12 octobre 1863, Tigri (de Sienne), faisait présenter à l'Académie des sciences, par Velpeau, les conclusions d'un travail dans lequel il avançait que :

« 1° Dans le sang de l'homme et dans des conditions spéciales de maladie, il pouvait se développer, durant la vie, des infusoires du genre bactérium; 2° que des infusoires du genre monade et vibrio se montraient dans le sang des cadavres, s'y développaient et pouvaient être considérés comme les agents de la contagion.

(1) Chalvet. Des infectants et de leurs applications. — Mémoires de l'Académie de médecine, 1863.
(2) Dieulafoy. Thèse d'agrégation, 1872.

En 1868, M. Davaisne (1) annonçait la découverte des bactéridies dans le sang des animaux atteints de maladies charbonneuses, ainsi que dans les garde-robes des individus atteints de choléra et de fièvre typhoïde.

En 1869, le professeur Hallier, de la Faculté d'Iéna, faisant des recherches sur la composition du sang des scarlatineux, trouva que ce sang renfermait une quantité extraordinaire de microcochus, qui n'est observée à un aussi haut degré dans aucune autre maladie infectieuse. Ces végétaux parasites sont plus nombreux que les globules de sang ; ils sont en partie libres, en partie agglutinés et envahissent même les corpuscules sanguins. Ils se reproduisent avec une étonnante rapidité et peuvent se développer en filaments germinaux constituant des sporules brunâtres que le professeur Hallier pense appartenir à un cryptogame du genre *Tilletia*. Dans un liquide azoté ce microcochus prend un mouvement vibronien très-prononcé, s'allonge et croît transversalement (2).

Je dois dire que cette découverte du professeur d'Iéna n'a pas eu la sanction de la science, puisque ceux qui ont cherché après lui n'ont point trouvé.

Enfin, dans un travail tout récent, MM. Coze et Feltz ont dénoncé la présence de bactéries dans les maladies infectieuses (3).

Nous pensons ne pouvoir mieux terminer cet exposé des différentes théories avancées sur la genèse des maladies contagieuses, qu'en disant quelques mots des récents et savants travaux de M. Chauveau. Pour lui les maladies contagieuses se divisent en parasitaires et virulentes : les premières comprenant l'acarus de la gale, la trichine musculaire, l'oïdium

(1) Davaisne. Sur la nature des maladies charbonneuses. Paris, 1868.

(2) Hallier. (Jahrb. f. Kinder heilkunde, 1869, 2 Heft.)

(3) Coze et Feltz. Recherches classiques et expérimentales sur les maladies infectieuses.

albicans du muguet, le tricophyton, etc., les secondes forment la classe des affections septiques qui embrassent la septicémie, les *affections puerpérales*, le typhus. Ces dernières sont dues à la multiplication dans le sang de proto-organismes ferments, ou éléments anatomiques, dits granulations de proto-plasma, qui, par leurs propriétés spécifiques, décomposent les fluides nourriciers et déterminent un empoisonnement plus ou moins grave (1).

Ces différentes théories que nous avons voulu exposer pour être complet, en nous tenant au niveau de la science, loin d'infirmer l'origine miasmatique de la fièvre puerpérale, ne font, comme on le voit, que la corroborer et l'expliquer.

Ainsi la cause de la maladie, ce sont les miasmes, l'effet, l'altération du sang, les lésions organiques. Ceci nous amène à étudier la relation de cause à effet, c'est-à-dire le mécanisme par lequel tout individu placé dans un milieu infecté s'imprègne des miasmes qui vont développer la maladie chez lui ; nous arrivons à la contagion et à l'infection.

CHAPITRE III

DE LA CONTAGION ET DE L'INFECTION.

Les médecins Grecs, Hippocrate, Oribase, Alexandre de Tralles, Actuarius se taisent sur la contagion ; sans doute que l'idée en était si populaire qu'ils n'ont pas jugé à propos de la signaler dans leurs ouvrages.

L'historien Grec Thucydide, racontant la peste d'Athènes, attribue le fléau aux effluves miasmatiques.

(1) Chauveau. Physiologie des maladies virulentes. (Revue scientifique, n° 17, octobre 1871.)

Lucrèce, reprenant le même fait, en développait les causes en des termes tellement conformes aux idées actuelles, que nous ne pouvons nous empêcher de les citer :

> Nunc ratio quæ sit morbis, aut unde repentè
> Mortiferam possit cladem conflare coorta
> Morbida vis hominum generi pecudumque catervis,
> Expediam. Primum multarum semina rerum
> Esse supra docui, quæ sint vitalia nobis;
> Et contra, quæ sint morbo mortique, necesse est
> Multa volare. Ea cùm casu sunt forte coorta,
> Et perturbarunt cœlum, fit morbidus aer
> Atque ea vis omnis morborum pestilitasque,
> Aut extrinsecùs, ut nubes nebulæque, superne
> Per cœlum veniunt, aut ipsa sæpe coorta
> De terra surgunt, ubi putrorem humida nacta est,
> Intempestivis pluviisque, et solibus icta.
>
> (Lucrèce, liv. vi, 1087-1100.)

(Je vais maintenant expliquer les causes des maladies contagieuses, de ces fléaux terribles qui répandent tout à coup la mortalité sur les hommes et sur les troupeaux. J'ai dit plus haut que l'atmosphère était remplie d'une infinité de corpuscules de toute espèce, dont les unes nous donnent la vie, les autres engendrent la maladie et le trépas. Quand le hasard a fait naître un grand nombre de ces derniers, l'air se corrompt et devient mortel. Ces maladies actives et pestilentielles nous sont transmises d'un climat étranger par la voie de l'air, comme les nuages et les tempêtes, où s'élèvent du sein même de la terre, dont les germes humides ont été putréfiés par une alternative de pluies et de chaleur.)

Ovide, dans ses Métamorphoses, exprime les mêmes idées :

> Corpora fœda jacent, vitiantur odoribus auræ,
> Adflatu nocent, et agunt contagia late.
>
> (Ovide, *Métamorphoses*, vii, 578.)

Je sais bien que ce sont des poëtes que je cite là, et qu'en

Billet.   3 médecine ils ne font pas école, mais du moins doit-on convenir que leurs hypothèses ont reçu la sanction de la science, puisque l'expérience et le microscope sont venus depuis confirmer leurs soupçons.

Bien plus récemment, Fracastor (1), étudiant cette grande question des maladies contagieuses, donnait le premier élan en découvertes modernes. Ecoutons Villis, à propos de la fièvre pestilentielle, se livrant à des considérations sur l'origine infectieuse de cette maladie, et sur la propagation par contagion.

« Corpuscula quæ materia terrestri abyoluta mixta venenata in telluris gremio consistunt, eadem in vaporem resoluta non minus noxia futura sunt, et afflatum pestiferum aeri cui obversantur impriment. Malignam auræ pestilentis tincturam corpora quædam facilius, alia non ita prompte suscipiunt. — Restat dicendum de propagatione ejus per contagium.—Per contagium intelligimus vim istam sive actionem, qua affectus quispiam residens in uno corpore sui similem excitat in alio. — Cum vero accidat vel immediate per contractum, vel mediate et ad distans » (2).

Ainsi, voilà un auteur du siècle dernier qui fait déjà la distinction de la contagion immédiate et de la contagion médiate. C'est un pas immense de fait dans une question si difficile et si discutée.

Qu'est-ce donc que la contagion? La contagion, dit le docteur Anglada, de Montpellier, est la transmission d'une affection morbide de l'individu malade à un ou plusieurs individus, par l'intermédiaire d'un principe matériel étant le produit d'une élaboration morbide spécifique, lequel principe, communiqué à l'homme sain, détermine chez lui les mêmes phénomènes, les mêmes expressions symptomatiques que les phénomènes,

(1) Fracastor. De Contagionibus, morbisque contagionis, 1550.

(2) Villis Opera, t. I, p. 145-46. Lugdun., 1676.

les expressions symptomatiques observées chez l'individu d'où il est parti.

D'après cette définition, tout foyer de matières morbides vives ou mortes dans lequel on est apte à contracter la maladie d'où ces matières proviennent est un foyer de contagion ; mais il faut en exclure les maladies parasitaires, comme la gale, le muguet, l'herpès tonsurans, dans lesquelles le principe matériel n'est pas le produit d'une élaboration morbide, spécifique, et apparaît clairement sous le champ du microscope. Dans les maladies parasitaires proprement dites, c'est l'acarus, la mucédinée du muguet, le tricophyton de l'herpès que l'on voit ; dans la fièvre puerpérale, il était possible et cette opinion avait pu être avantageusement soutenue, qu'il existât aussi des germes morbides dont le développement, dans des circonstances favorables, amène les accidents puerpéraux. Sans pouvoir affirmer la justesse de l'adage *omne ex ovo*, on est au moins en droit de dire *nihil ex nihilo*. Mais il a pu se faire que nos moyens d'investigation aient été jusqu'à ce jour imparfaits et que nous n'ayons pu affirmer la nature du miasme.

« Prenez le pus d'une pustule variolique et celui de l'ecthyma, dit M. le professeur Trousseau, et demandez à M. Wurtz en quoi ils diffèrent ; ses réactifs ne le lui diront pas ; ils ne lui feront pas trouver grande différence entre le venin de la vipère et un peu d'eau gommée. Mais il y a un réactif plus fort que celui que nous avons dans nos boîtes, le réactif vivant qui nous dit qu'il y a là de la spécialité, de la spécificité. Je connais l'objection qu'on fera à cela. On me demandera à quoi je distingue une péritonite puerpérale simple d'une péritonite épidémique spécifique ; mais si je ne les distingue pas, cela ne prouve pas qu'il n'y a pas entre elles de différences, car les différences anatomiques ne sont pas les seules possibles » (1).

(1) Trousseau. Discussion à l'Académie de médecine, 1858.

On a donc, et c'était plus commode, attribué à la fièvre puerpérale un caractère de spécificité qui n'expliquait rien, mais qui semblait contenter beaucoup de monde.

M. Depaul était partisan de l'essentialité, quand il disait que la nature épidémique de l'affection était une forte présomption en faveur de son essentialité (1).

M. Beau range la fièvre puerpérale au rang des agents contagieux invisibles ou miasmatiques, avec la scarlatine, la rougeole, le typhus, la peste, la fièvre typhoïde, la méningite cérébro-spinale, le choléra asiatique, la dysentérie, la fièvre jaune, la suette miliaire, la phthisie, la coqueluche, l'angine diphthérique, le croup (2).

M. Chomel s'exprime en ces termes dans sa Pathologie générale (1817), en parlant de la contagion et des maladies contagieuses : « Il existe un certain nombre de maladies susceptibles de se transmettre d'un individu malade aux personnes saines. Cette transmission de la maladie ayant ordinairement lieu par le moyen d'un contact direct ou indirect, a été nommée contagion. La manière dont s'opère la contagion nous est tout à fait inconnue; néanmoins il est de toute probabilité, qu'elle a lieu par le moyen d'un agent matériel dont l'existence ne peut guère être révoquée en doute, bien qu'il échappe à nos recherches; on nomme cet agent, principé contagieux ou virus (3).

La fièvre puerpérale est-elle une affection infectieuse ou contagieuse ?

Pour nous elle revêt à la fois ces deux caractères, ou plutôt la distinction à établir entre l'infection et la contagion est tellement subtile que le sens de ces deux termes est presque inséparable. En effet dans la maladie dont nous parlons, il n'est pas vrai de dire que tout foyer de matières morbides,

(1) Depaul. Discussion à l'Académie de médecine, 1858.
(2) Beau. Discussion à l'Académie de médecine, 1858.
(3) Chomel. Pathologie générale, 1817.

vives ou mortes, puisse faire contracter l'infection puerpérale indépendamment d'une contagion. C'est à ce genre d'infection que M. Gallard donne le nom d'infection contagieuse ou contagion, c'est-à-dire déterminant chez le sujet sain une maladie identique à celle du sujet malade.

On dit communément que tout foyer de matières morbides, vives ou mortes, dans lequel on est apte à contracter une maladie différente de celle d'où ces matières proviennent, est un foyer d'infection. C'est vrai, mais, pour le typhus seulement, qui naît à la faveur d'une agglomération de maladies de toute espèce ; c'est là l'infection miasmatique. Sans doute qu'une agglomération de femmes nouvellement accouchées, soumises ensemble aux mêmes conditions hygiéniques, exhalant pour ainsi dire les mêmes miasmes, est un foyer d'infection, mais cette infection produisant des accidents de même nature, dits accidents puerpéraux, touche de trop près à la contagion pour que je croie devoir l'en distinguer. La fièvre puerpérale est donc tout à la fois contagieuse et infecti.

On divise généralement la contagion en immédiate et en médiate.

La contagion par simple contact a lieu surtout dans les maladies qui se transmettent par germe, comme les affections parasitaires, que le parasite soit un animal ou un végétal. Dans la fièvre puerpérale nous pensons qu'elle a lieu par inoculation. Personne il est vrai n'a eu la hardiesse de s'inoculer volontairement du pus puerpéral pour en constater les effets; mais trop souvent malheureusement on a sous les yeux les terribles accidents déterminés par ce poison subtil dont ont été victimes plusieurs médecins ou élèves des hopitaux à qui le désir de s'instruire faisaient faire les autopsies des femmes qui avaient succombé. Dans ces circonstances les piqûres anatomiques ont toujours revêtu un caractère d'effrayante gravité quand elles n'ont pas été mortelles. Depuis un mois deux externes des hopitaux ont succombé victimes de leur zèle ou de leur imprudence, l'un à la Charité, l'autre à l'hopital Cochin. N'a-t-on pas vu aussi à l'hospice des cliniques de Vienne, M. le docteur Semmeliveis, attribuer la propagation de la maladie de lit en lit aux éponges, et aux instruments qui servaient indistinctement à toutes les malades. En supprimant cette cause apparente de contagion, c'est-à-dire en attribuant à chaque accouchée une éponge, une seringue à injection distinctes, la mortalité a baissé d'une façon notable. Il y avait donc une contagion immédiate, une sorte d'inoculation.

La contagion médiate est plus difficile à constater puisque là ou elle peut exister commence l'hypothèse de l'infection. Cependant on a des exemples fréquents que l'on est en droit de rapporter à ce genre de contagion. Une femme, dans l'état puerpéral viendra visiter une autre femme atteinte de fièvre puerpérale, on passera dans une salle où cette maladie règne, elle la contractera avec la même facilité qu'elle pourrait contracter une variole, un érysipèle, ou une rougeole en se plaçant dans les mêmes conditions. Je ne pense pas que l'on me contestera la contagion de la variole; eh bien! la fièvre puerpérale paraît se gagner exactement de la même façon, et le génie épidémique ou sporadique qui préside à son développement nous échappe tout autant dans son essence. Dans les maladies parasitaires le transport à distance du principe contagieux se comprend facilement. Que ce principe soit un germe, un œuf ou spore, du moment qu'il se trouve dans des conditions voulues d'existence, il se développe. Dans la fièvre puerpérale, l'élément morbide, en dépit de toutes les théories, n'a pas été isolé positivement, et cependant les particules contagieuses en suspension dans l'air atmosphérique agissent avec autant de sûreté d'exécution, pour ainsi dire, que si elles obéissaient à des lois naturelles; bien plus, il semble que plus le poison échappe à nos sens, plus il est subtil, plus terribles sont ses effets, et plus sa dissémination est rapide.

« Nous ferons remarquer, dit M. Chalvet, qu'en général les émanations organoleptiques ont une action plus limitée que crtaines émanations non perçues sur la santé des êtres vivants. A-t-on jamais pu sentir et analyser les germes qui président à l'évolution des grandes épidémies dont sont frappés par intervalle les hommes et les animaux ? Ne dirait-on pas que les exhalaisons qui impressionnent nos sens, à cause peut-être de leur tenuité moindre, sont celles qui ont le moins d'action sur l'organisme ? » (1)

Une fois les miasmes morbides en évolution, et agissant sur l'individu atteint, ils en émanent ensuite et produisent la contagion chez les femmes qui se trouvent dans leur rayon d'action. En outre on s'explique l'irrégularité qui règne dans l'apparition de la fièvre puerpérale, si l'on veut admettre qu'elle dépend d'une incubation dont les lois nous sont inconnues.

Toute femme placée alors dans le milieu infecté se trouvera dans les conditions de personnes qui viennent habiter un pays où règne la fièvre intermittente, mais avec cette différence toutefois que cette dernière n'est pas contagieuse d'individu à individu, mais purement infectieuse.

La première est bien plus redoutable puis qu'elle semble revêtir les deux caractères. Quelle étrangeté dans la marche de la contagion puerpérale! Il y a parfois, dans les salles destinées aux femmes en couche, certains lits qui semblent transmettre la maladie aux malheureuses qu'on y place, et cela 3 ou 4 fois de suite, tandis que dans les lits voisins rien ne vient troubler la marche régulière de la suite de couches.

Pour qu'un germe fructifie il faut qu'il tombe sur un terrain propice, de même pour que la contagion existe il faut, outre le principe contagieux, une prédisposition, une aptitude, un

(1) Chalvet. Des désinfectants et de leurs applications. Mémoires de l'Académie de médecine, décembre 1861.

état de l'individu. Il semble que la condition la plus favorable au développement du poison puerpéral soit l'encombrement, l'accumulation d'un nombre de femmes en couche. La rapidité avec laquelle toute une salle s'infecte en est une preuve. Par quel mécanisme se fait cette contagion ? Prenons un exemple dans une affection qui en est si rapproché que Trousseau a pu dire que l'infection puerpérale était identique à l'infection purulente. Il est connu de tous ceux qui ont un peu fréquenté les salles de chirurgie qu'à de certains moments, alors que règne l'infection purulente, les moindres plaies deviennent des foyers d'infection, et la condition *sine qua non* de l'empoisonnement est la suppuration à l'air libre. Eh bien, la femme accouchée ou même à une période menstruelle offre au principe infectant un terrain tout prêt. A la suite de l'accouchement, la surface interne de l'utérus est une vaste plaie privée d'epithélium ou qui refait son épithélium, à chaque période menstruelle aussi la muqueuse utérine est à nu pour ainsi dire. Cette large surface saignante est une voie ouverte à l'infection, et lorsqu'elle se déclare, on la voit, dans la grande majorité des cas, produire des phénomènes d'intoxication purulente : pus dans le péritoine, pus dans les ligaments larges, pus dans les sinus utérins, dans les lymphatiques, ou abcès métastatiques.

On a aussi invoqué comme cause capable de favoriser la contagion un certain état de la peau et du système lymphatique, c'est-à-dire que l'on a pensé que plus elle était fine, plus le réseau lymphatique était développé, plus l'absorption était facile. Cela se comprend très-facilement. Or une femme qui vient d'accoucher est apte à l'absorption des principes contagieux dans lesquels elle vit, il peut y avoir contagion par les voies pulmonaires, car de ce côté la circulation est active, le réseau lymphatique très-développé; les conditions sont favorables.

« Les femmes en couche, dit M. Michel Lévy (1), se rangent sur la même ligne que les enfants, si même elles ne les dépas- sent pas quant à leur puissance de viciation atmosphérique, et à la gravité des conséquences qui en résultent pour elles. Leur réunion dans un même local, l'écoulement des lochies, les sueurs copieuses, l'excrétion parfois superflue du lait, celle des urines et des fèces pendant les premiers jours de l'accou- chement, l'humectation continue de leur peau, dont la propriété absorbante s'accroît pour cette cause, l'ampleur de la respi- ration dont les organes, devenus plus libres, présentent à l'air une surface plus étendue, l'affaiblissement qui succède aux pertes de sang et à la dépense des forces musculaires, l'irri- tabilité que des douleurs inévitables laissent à leur suite dans tout le système nerveux: telles sont les circonstances qui créent aux femmes en couche une infection spécifique et qui augmentent leur aptitude à en subir l'influence. »

M. Hervieux pense aussi que l'intoxication puerpérale est un produit de la viciation de l'air ambiant par les sécrétions physiologiques et morbides des nouvelles accouchées. C'est la sécrétion lochiale qui devenant fétide, permet le développe- ment d'un ferment dont les propriétés toxiques s'exagèrent à la faveur de l'encombrement nosocomial. Ce ferment morbide rayonne pour ainsi dire autour du sujet qui lui sert de terrain et produit l'infection de la salle et la contagion des sujets sains qui y viennent dans les conditions physiologiques de l'état puerpéral.

Ainsi, pour M. Hervieux, la question peut être ramenée à trois points : l'atmosphère ambiante, des corpuscules morbides qui l'habitent, et des sujets qui s'en imprègnent. L'atmosphère pernicieuse, c'est l'air de la salle respiré par les nouvelles accouchées; les corpuscules dont on a pu constater l'existence

(1) Michel Lévy. Traité d'hygiène publique, 1862.
(2) Hervieux. Note lue à l'Académie de médecine, novem- bre 1869,

mais dont la nature est encore hypothétique ou assimilée à celle de spores, seraient absorbés par les muqueuses pulmonaire et utérine et, réagissant sur le sang, y produiraient une intoxication analogue à celle qu'y déterminent les virus. Les sujets infectés sont alors chargés d'éliminer le poison et cette élimination se fait par les voies digestives, les sueurs, les urines, les lochies, toutes les sécrétions en général. Les lochies, dit M. Hervieux, sont le véhicule du poison puerpéral, que ce poison se soit formé spontanément dans la matrice ou qu'il soit le résultat d'une contagion ou d'une infection venant du dehors. Les lochies revêtent alors un caractère de fétidité remarquable, et M. Hervieux pense qu'elles peuvent devenir pour la femme, dans les cas de résorption, une cause d'auto-intoxication. J'ai le regret de différer d'opinion sur ce dernier point. Quand les lochies sont le véhicule du poison puerpéral et sa voie d'élimination, la malade est déjà empoisonnée ; s'il y a résorption, il n'y aura pas auto-intoxication à proprement parler, mais aggravation des symptômes, ou tout simplement des phénomènes d'infection putride. On a remarqué aussi que dans les hôpitaux les convalescents de fièvre typhoïde, de rhumatisme articulaire, de rougeole ou de scarlatine, tous ceux enfin chez qui il existe une exhalation cutanée exagérée, une desquamation de l'épiderme, présentaient un terrain favorable à la contagion variolique (1). M. Chomel signale ce fait que si pendant la convalescence d'une maladie ayant nécessité l'application d'un vésicatoire, un individu est pris de variole, c'est au pourtour de ce vésicatoire que l'éruption variolique sera la plus confluente, indice non équivoque de l'influence de l'état de la peau sur l'absorption miasmatique.

En résumé, une femme nouvellement accouchée est une sorte de convalescente qui, pendant plusieurs jours demeure dans un état de moiteur très-favorable à l'absorption, et les

(1) Gallard. Dictionnaire de médecine et de chirurgie pratiques, t. IX, article Contagion.

différents siéges par où peut se faire chez elle l'intoxication, sont :

L'UTÉRUS. — LES VOIES PULMONAIRES. — LA PEAU.

C'est plus qu'il n'en faut.

Indépendamment de ces causes toutes mécaniques capables de favoriser la contagion, il en existe d'autres que j'appellerai physiques et morales qui ne paraissent pas être sans influence. Je ne parlerai pas de l'idiosyncrasie des sujets qui est trop souvent invoquée, et qui ne prouve absolument rien.

Mais, une malheureuse fille qui vient cacher sa faute dans un hôpital, qui ne sait comment elle vivra elle et son enfant et où elle ira, quand le jour sera venu de céder son lit à une autre, se trouve dans un état de dépression, d'abattement qui peut parfaitement retentir sur les suites de ses couches.

La misère, les privations, les fatigues agissent aussi pour leur part. N'est-il pas admis que certaines affections comme le choléra, la fièvre typhoïde atteignent de préférence les personnes chez qui une mauvaise alimentation, un écart de régime, un trouble quelconque de la santé, ont occasionné une sorte d'affaiblissement de l'individu dans la résistance à la maladie ?

Quoique l'accouchement soit un fait purement physiologique, la femme *post partum* est une malade qui réclame autant de soins hygiéniques qu'un opéré de blessure grave.

A l'hôpital la première est toujours sous le coup de l'infection puerpérale, comme le second sous le coup de l'infection purulente.

En réalité la question pour nous n'est pas d'établir la relation scientifique qui existe entre la contagion et l'infection dans les salles de Maternité. Qu'importe aux malades que la science ait démontré qu'elles meurent pour s'être empoisonnées par contagion médiate ou immédiate ou par un principe infectieux en suspension dans l'atmosphère ? L'important c'est de prouver que le mal existe, et les exemples fourmillent.

En 1858, M. P. Dubois exposait quelques faits de contagion bien concluants et rapportés par des praticiens anglais ; c'est en effet en Angleterre que la question de savoir si la fièvre puerpérale est ou n'est pas contagieuse a été d'abord étudiée et cette question a presque toujours été résolue par l'affirmative (1).

Le Dr Gooch rapporte que durant une épidémie de fièvre puerpérale, un de ses collègues frappé des cas malheureux qui survenaient dans sa clientèle, et se soupçonnant de transporter lui-même des germes infectieux dans ses vêtements en changea, et il n'eut pas d'autres cas mortels.

En 1839, le Dr écossais Renton citait un fait semblable, mais encore plus concluant. Durant une épidémie dans une localité dont il était médecin avec un de ses collègues, presque toutes les malades soignées par ce dernier périssaient de fièvre puerpérale, tandis que les siennes demeuraient indemnes. Son collègue désespéré ne voulut plus continuer l'exercice de sa profession, et le Dr Renton, qui le remplaçait officieusement auprès de ses clientes, n'eut pas à déplorer un seul accident.

Dans la note que je viens de résumer en quelques lignes, et qu'il adressait au professeur Dubois, le Dr Renton concluait en ces termes :

« La seule cause, au moins apparente, à laquelle il est permis d'attribuer les résultats si différents de la pratique de mon voisin et de la mienne consiste probablement dans ce fait qu'il s'était chargé de l'examen cadavérique manuel des femmes qui avaient succombé; je m'étais, ajoute-t-il, réservé seulement d'en écrire les résultats sous sa dictée. J'ajouterai à l'appui de cette présomption l'opinion d'un confrère qui a eu le malheur de perdre cinq femmes atteintes de fièvre puerpérale dans

(1) P. Dubois. Discussion à l'Académie de médecine, 1858.

dés conditions analogues à celles que je viens de signaler. »

A Vienne le D' Semmeliveis, frappé de la différence qu'il y a entre la mortalité des femmes en couche à l'hôpital et la mortalité dans la pratique civile, pensa qu'il fallait peut-être l'attribuer au transport de miasmes contagieux opéré par les élèves qui passent de la salle d'amphithéâtre dans les salles d'accouchements ; et cela lui paraissait d'autant plus possible que les salles confiées à des sages-femmes, qui n'allaient point à l'amphithéâtre, étaient préservées de la fièvre puerpérale. Il ordonna aux élèves le lavage des mains à l'eau chlorurée avant le toucher des femmes.

A partir de ce moment la mortalité diminua sensiblement.

Le D' Wieger, de Vienne, donne aussi des relevés statistiques qui sont tout à l'éloge des moyens préservatifs préconisés par Semmeliveis. Il cite un fait d'une sage-femme qui eut dans sa pratique plusieurs cas de fièvre puerpérale dus à l'emploi de la même éponge pour laver les parties génitales de ses femmes (1).

M. Tarnier regarde la fièvre puerpérale comme tellement contagieuse qu'il la croit capable de se communiquer non seulement aux femmes en couche, mais même à celles qui n'ont jamais été mères, pourvu qu'elles soient au moment d'une époque menstruelle. Il cite deux observations relatives à deux élèves sages-femmes de la Maternité, qui pendant l'épidémie de 1856, offrirent tous les symptômes de la fièvre puerpérale. L'une eut le bonheur de se rétablir ; mais l'autre succomba, et l'on trouva un épanchement purulent dans la cavité péritonéale. M. Tarnier fait observer que la mort de cette jeune fille eut lieu dans les premiers jours de mai, c'est-à-dire lorsque l'intensité de l'épidémie qui sévissait était telle qu'il devenait nécessaire de fermer la Maternité.

Ces deux sages-femmes étaient à une époque menstruelle.

(1) Tarnier. Thèse inaugurale.

M. Depaul (1) rapporte un fait bien propre à démontrer le caractère extrêmement contagieux de la maladie.

Je citerai textuellement ses paroles (2) :

« Pendant mon internat à la Maternité (1839) une épidémie grave de fièvre puerpérale y sévit. On sait que dans cet établissement les élèves sages-femmes sont chargées de donner des soins aux malades, de les nettoyer, et que, par conséquent elles vivent au milieu des émanations qui s'en exhalent. Or, il arriva un soir qu'une de ces élèves Mademoiselle D...., pendant qu'elle procédait au lavage des parties génitales d'une de ses malades, atteinte de fièvre puerpérale grave, éprouva instantanément une sensation pénible, qu'elle rapporta aux émanations qu'elle avait respirées en soulevant les couvertures du lit, et elle déclara qu'elle se sentait très-malade. Le soir même, elle entra à l'infirmerie ; un frisson intense se déclara, le ventre devint très-douloureux, le pouls petit et fréquent. Un peu plus tard il survint de la diarrhée et des vomissements verdâtres, et tous les autres symptômes de la fièvre puerpérale la mieux caractérisée. La mort survint le 8e jour. Grâce à l'intervention de M. Moreau, il me fut permis de faire l'autopsie ; je trouvai dans la cavité péritonéale toutes les lésions que présentaient les femmes mortes dans le cours de cette épidémie. Il est important de noter que cette élève ne se trouvait dans aucune des conditions qui se rapprochent de l'état puerpéral ; elle était vierge, et n'était pas à une époque menstruelle. »

M. Monneret pensait que c'était dans les hôpitaux que la fièvre puerpérale semblait surtout exercer ses ravages, et il avouait que les faits de contagion s'étaient multipliés en si grand nombre qu'on ne saurait repousser cette doctrine (3).

(1) Depaul. Discussion à l'Académie de médecine, 1858.
(2) Discussion à l'Académie de médecine, 1858.
(3) Monneret. Pathologie interne, t. III, p. 188. — 1866.

M. Hervieux rapporté qu'en neuf ans il a vu succomber à la Maternité 5 élèves sages-femmes, dont 3 de péritonites, une d'érysipèle et une de fièvre typhoïde, et cela pendant des épidémies où sévissait chacune de ces affections (1).

La ténacité du miasme contagieux est telle qu'après la fermeture d'une salle qui a été infectée par la fièvre puerpérale, alors que les fenêtres sont restées ouvertes pendant quinze jours ou un mois, que les planchers, les murs, les lits ont été soigneusement lavés, il n'est pas rare de voir reparaître la maladie dès que la salle est réoccupée.

« En janvier 1868, M. Lorain, cédant à une pression administrative tout à fait légitime, avait dû rendre aux besoins urgents de l'Assistance publique la salle où la fièvre puerpérale avait naguère sévi (quinze jours s'étaient écoulés entre la clôture et la réouverture). Mais deux nouveaux cas mortels l'obligèrent à fermer de nouveau le service. Au bout de quinze jours de clôture, nouvelle ouverture des salles. Cette fois M. Lorain n'a plus eu à déplorer d'accidents graves chez ses accouchées; mais deux enfants ont été affectés d'ophthalmie purulente (indice à peu près certain pour lui de l'infection puerpérale), et deux autres ont succombé à l'infection puerpérale proprement dite, c'est-à-dire l'un à une péritonite, l'autre à une péritonite et à une méningite » (2).

M. le professeur Pajot m'a raconté un fait qui lui est, dit-il, resté profondément gravé dans la mémoire, et qui donne une idée de l'effrayante rapidité avec laquelle une femme parfaitement indemne peut contracter la fièvre puerpérale lorsqu'elle entre dans un milieu infecté. Ce fait a cela d'important qu'il vient à l'appui d'un opinion avancée par plus d'un accoucheur, à savoir que la fièvre puerpérale peut être contractée non-seulement dès la fin de la grossesse et après

(1) Hervieux. Etude sur les suites de couches, 1870.
(2) Ernest Besnier. Rapport de la Commission des maladies régnantes. Janvier et février 1868.

la délivrance, mais même à la fin de la période dite des suites de couches, c'est-à-dire quelque temps avant le retour des règles.

Alors que le savant professeur était chargé avec M. P. Dubois du service de la Clinique, il y a de cela quinze à vingt ans, une pauvre fille-mère, qui avait accouché dans ce qu'on appelle d'excellentes conditions, et qui quinze jours après avait demandé son exeat, revint, une quinzaine de jours alors après sa sortie, pour se faire enlever un certain nombre de végétations de la grossesse.

M. Dubois lui donna un lit. Le lendemain matin, elle fut prise de frissons; la fièvre s'alluma, le ventre se ballonna; bref, quatre jours après elle était morte. Il est à noter que depuis quelques jours une épidémie de fièvre puerpérale s'était déclarée à la Clinique et commençait à faire des victimes (1).

C'est par des faits individuels comme ceux ci que l'on peut bien observer le caractère contagieux de la maladie, mais qu'il est difficile d'en suivre la propagation dans une réunion d'un grand nombre d'accouchées! C'est l'épidémicité qui paraît alors jouer le principal rôle, c'est ce qui fait que l'on qualifie d'épidémie toute apparition de la fièvre puerpérale. dans un service d'accouchements. Nous traiterons tout à l'heure ce chapitre des épidémies, mais auparavant nous tenons à faire connaître les faits les plus concluants qui ont été recueillis sur la contagion dans la clientèle en ville. Ce sont les accoucheurs et les médecins anglais qui les ont observés les premiers (2); Capland en a cité plusieurs cas. Gardon qui a décrit l'épidémie d'Aberdeen, dit que les cas de fièvre puerpérale existaient particulièrement dans la clientèle des praticiens qui en avaient traité dès le début, et chez les femmes soignées par des gardes qui avaient été antérieurement en

(1) Communication orale.
(2) Danyau. Discussion à l'Académie de médecine, 1858.

contact avec des malades. Robertson cite le cas d'une sage-femme attachée à une institution charitable de Manchester en faveur des femmes assistées à domicile, et qui, en un mois, avait perdu 16 sur 30 accouchées, tandis que les 11 autres sages-femmes de la même œuvre n'en avaient pas perdu une seule sur 380. Le docteur King parle d'un chirurgien de Woolwich, qui en un an, eut 16 cas de mort, tandis que, parmi les accouchées de ses confrères, pas une seule ne fut atteinte. Ramsbotham dit avoir vu toutes les accouchées d'un praticien malades, tandis que rien de semblable ne s'observait dans la clientèle de ses voisins. Même remarque a été faite par Blondell, qui cite des exemples de 10 et 12 cas de suite, graves ou mortels, entre les mains de divers accoucheurs, et Davies, qui, en 1822, eut 12 cas de fièvre puerpérale succes-sivement dans sa propre clientèle, tandis que tout se passait heureusement dans celle des autres.

Capland emprunte encore quelques faits moins graves à la pratique des accoucheurs américains, et lui-même dit avoir vu en consultation, dans la clientèle d'un praticien de Londres, 6 cas de suite qui furent mortels.

M. Danyau, dans la mémorable discussion de 1858, à l'Aca-démie de Médecine, cite à l'appui de la contagion puerpérale quelques cas dont le caractère d'authenticité est indiscutable, puisqu'il en a été témoin ; je ne les rapporterai pas pour ne pas m'égarer dans des anecdotes de détail ; je préfère citer deux faits particuliers à M. Depaul, et que ce savant profes-seur, avec un désintéressement dont la science doit lui savoir gré, racontait devant ses collègues de l'Académie de Méde-cine.

« En 1839, disait-il, pendant mon internat à la Maternité, un jour que je venais de faire plusieurs autopsies de femmes mortes de fièvre puerpérale, on vint me chercher pour don-ner des soins à une dame en travail, dont l'habitation était assez éloignée de la Maternité. Avant de me rendre près

Billet.   4

d'elle, je pris toutes les précautions recommandées en pareil
circonstance ; je changeai de vêtements et me lavai les mains
avec le plus grand soin ; elles conservaient cependant cette
odeur si tenace dont les imprègnent, pour plus de 24 heures,
les autopsies de ce genre. Cette dame accouchait pour la
deuxième fois ; sa délivrance fut naturelle et des plus faciles.
Dans la soirée, sans qu'aucune imprudence pût l'expliquer,
un violent frisson se déclara, et bientôt apparurent tous les
phénomènes habituels de la fièvre puerpérale, qui se termina
très-rapidement par la mort, malgré tous les moyens que je
mis en usage et les savants conseils de M. P. Dubois que j'avais
fait appeler en consultation.

« L'autopsie ne put être faite. »

Voici le second cas de contagion en ville rapporté par
M. Depaul :

« En 1849, alors que j'étais chargé des fonctions de chef de
Clinique dans le service d'accouchements de la Faculté, étant
à l'amphithéâtre, occupé à faire une autopsie de fièvre puerpérale, on réclama mes soins pour une dame de la rue de
l'Ancienne-Comédie. Je pris les mêmes précautions que dans
le cas précédent, mais mes mains emportèrent la même
odeur. Il s'agissait d'une septième grossesse, qui se termina
avec promptitude et sans aucune complication. Tout alla bien
jusqu'au soir, mais alors éclatèrent les accidents de la fièvre
puerpérale : frisson, douleur abdominale, etc. M. Dubois
voulut bien encore m'aider de ses conseils, mais tous mes
efforts furent inutiles ; cette malade succomba aussi rapidement que la première.

« Le cadavre ne fut pas ouvert. »

Après de tels exemples, n'est-il pas permis d'admettre que
le poison une fois créé sur une vaste échelle, puisse être trans-
porté à distance par des individus sains qui auraient de nombreux rapports avec des individus malades ?

« On se demande, dit M. Beau (1), devant les preuves
nombreuses que des agents miasmatiques sont transportés à
grande distance par des individus sains qui sortent d'un foyer
de contagion, si le médecin n'est pas plus souvent qu'il ne le
croit le propagateur des maladies contagieuses. Ce point pré-
cis a été traité, m'a-t-on dit, dans une thèse allemande dont je
ne sais l'auteur ni la date, mais dont le titre est singulière-
ment paradoxal (De Medico causa morborum). »

Deneux, dans le crainte d'apporter à ses clientes des principes contagieux puisés à la Maternité, avait cru devoir donner
sa démission de médecin de la Maison d'accouchements.

C'est à cette époque que la maison de santé de M. Culle-
rier, voisine de la Maternité, fut acquise par l'administration,
et destinée aux femmes qui attendent leur délivrance. De cette
façon elles ne pouvaient s'infecter en communiquant avec les
salles des femmes en couche.

Dans les épidémies graves de fièvre puerpérale on voit des
femmes enceintes être atteintes et succomber sans que le
travail de l'accouchement se déclare, de même que des
femmes ont succombé étant simplement à la période menstruelle; mais M. le Dr Lorain (2) a pu affirmer, d'après des
observations personnelles, que l'influence des particules contagieuses ne s'exerce pas seulement sur la femme enceinte. Le
fœtus, enfermé dans l'utérus, peut en ressentir les effets, à
tel point que l'on a trouvé dans ses organes plusieurs des
altérations produites par la fièvre puerpérale. « Si donc, con-
clut M. Lorain (3) les enfants nouveau-nés sont malades et
succombent en plus grand nombre dans les salles de la Clinique d'accouchements et dans celles de la Maternité, lorsqu'une épidémie de fièvre puerpérale les dépeuple, on doit

(1) Beau. Discussion à l'Académie de médecine, 1859.
(2) Lorain. Thèse inaugurale.
(3) Lorain. Ibid.

attribuer ces tristes résultats aux rapports inévitables de ces enfants avec les femmes atteintes. »

Trousseau aussi était d'avis que la fièvre puerpérale pouvait atteindre les femmes qui ne sont pas accouchées, le fœtus, les nouveau-nés, et même les blessés.

Je ne terminerai pas ce chapitre de la contagion, sans rappeler le lien de parenté qui semble unir les affections puerpérales à certaines maladies réputées épidémiques et contagieuses, et qui souvent semblent provoquer leur développement. J'ai dit précédemment que le voisinage d'une salle de chirurgie où existait l'infection purulente ou l'érysipèle chirurgical avait souvent paru déterminer des accidents puerpéraux chez les nouvelles accouchées, eh bien! il n'est pas rare de voir l'érysipèle spontané, que je pourrais encore appeler médical, déterminer chez une femme, dans l'état puerpéral, un érysipèle dont la gravité ne peut être comparée qu'à celle de l'érysipèle puerpéral. Je dois à l'obligeance de M. le Dr Lorain l'observation d'un cas de ce genre qui a été recueilli dans son service à la Pitié, et que je vais citer.

OBSERVATION.

Eugénie B..., 20 ans, domestique. Salle Notre-Dame, n° 45, à la Pitié. Cette fille est entrée à l'hôpital le 21 mars 1872, au second jour d'un érysipèle facial qui est le troisième depuis deux ans.

Pendant les jours qui suivirent, l'érysipèle présenta une marche assez bénigne d'ailleurs.

Le 1er avril. Le gonflement de la face a disparu, et le 5 avril il ne laisse d'autre trace qu'une desquamation furfuracée occupant tout le côté droit de la face.

Le 31 janvier, était entrée dans la même salle, lit 41, la nommée Léonie M..., couturière, âgée de 33 ans.

Cette femme s'était présentée à la salle d'accouchements le 24 janvier.

Accouchée le 30, M. le Dr Lorain la fit passer en médecine, non pour ses suites de couchés qui furent normales, mais à cause d'une roséole syphilitique qui couvrait presque toute la surface du corps, et qui n'avait pas encore appelé l'attention de la malade.

Elle avait avec cela de la céphalée. Six semaines avant son accouchement, elle avait commencé à souffrir à la vulve, et voyant sa chemise tachée en jaune, elle avait pensé avoir des flueurs blanches. Cette femme, mariée depuis 15 ans, et qui paraît digne de foi, affirme n'avoir rien vu d'anormal aux parties génitales de son mari, mais elle a remarqué chez lui, depuis trois mois, de l'enrouement et un mal de gorge rebelle.

Six semaines après l'accouchement, apparaît sur l'enfant une roséole syphilitique.

Dans la nuit du 1er au 2 avril, pendant la convalescence de la nommée Eugénie B..., cette femme se plaint d'insomnie, de céphalalgie; de plus, elle transpire abondamment. Bouche amère, pas de nausées.

Le 2. La malade accuse une chaleur et une tension insolites sur les parties latérales et médiane du nez, ainsi qu'au pourtour de l'œil droit. Nausées.

Le 3. L'éruption s'est étendue à tout le côté gauche de la face, permettant néanmoins l'ouverture des paupières.

Le 4. On constate une large plaque rougeâtre bien limitée par la coloration et le relief, descendant un peu au-dessous de la mâchoire inférieure et s'étendant jusqu'à l'oreille. L'œil gauche est le siége d'un gonflement œdémateux qui empêche l'écartement des paupières.

Le 5. L'érysipèle passe à droite. Au bout de huit jours, cette femme guérit; son lait est tari. L'enfant, allaité artificiellement, est cireux et anémique; il a la syphilis des muqueuses.

Ainsi l'érysipèle peu grave du n° 45 fut contagieux. M. Lorain, à la fin de mars, en avait fait le sujet d'une clinique dans laquelle il l'avait annoncé comme tel pour les cas chirurgicaux et puerpéraux. Mais il oublia ensuite la pauvre femme syphilitique couchée au n° 44, qui allaitait son enfant. L'érysipèle ne l'oublia pas; elle fut prise.

Ainsi donc, c'était bien un produit de la contagion.

CHAPITRE IV

ÉPIDÉMICITÉ.

L'épidémicité, c'est cette influence inexplicable que M. P. Dubois qualifiait de τιθειον, *quid divinum*, et dont les manifestations bizarres échappent le plus souvent aux recherches pathogéniques.

Ce qui rend la question difficile à résoudre, c'est que la contagion et l'épidémicité existent souvent ensemble, se complètent et se prêtent un mutuel secours.

« Dans certains cas, la contagion devient la source de l'épidémicité; dans d'autres cas, c'est la maladie épidémique qui devient contagieuse, après être souvent passée par une période de transition, l'infection » (1).

Ce qui permet de ne pas confondre les épidémies de fièvre puerpérale avec d'autres maladies, c'est que, bien que dissemblables, elles revêtent toujours un air de famille qui les fait reconnaître :

..... Facies non omnibus una
Nec diversa tamen, qualem decet esse sonorum.

(OVIDE, Métamorphoses.)

(1) Dieulafoy. Thèse de concours, 1872.

Si nous connaissions les lois qui président à leur apparition, si tant est qu'elles obéissent à des lois, nous pourrions
les conjurer; mais il semble qu'elles soient subordonnées à
des influences climatériques et hygrométriques qui ne sont
peut-être pas sans action sur l'éclosion et l'évolution de
germes morbides, et encore il existe des bizarreries telles
qu'elles semblent capables de déjouer tous les calculs et toutes
les prévisions.

M. Moreau a vu à la Maternité, un jour, 17 femmes accoucher : toutes furent atteintes; le lendemain 14 : aucune d'elles
ne prit la fièvre puerpérale, et le troisième jour 12 : toutes
furent prises à leur tour. Pourquoi toutes les malades reçues
seront-elles contagionnées aujourd'hui, et toutes les nouvelles
arrivantes ne le seront-elles pas demain, tandis que celles
du troisième jour seront à nouveau touchées par la contagion ? C'est étrange; mais enfin de semblables faits, au rapport de P. Dubois, Pajot, Depaul et autres accoucheurs dignes
de foi, par leur science et leur longue expérience, sont journellement observés.

Nous avons été, pour notre part, et dans un autre genre
d'épidémie, témoin d'un fait aussi étonnant. Pendant la dernière guerre, nous séjournâmes au milieu de l'armée prussienne, sur le champ de bataille de Gravelotte, pendant plus
de trois semaines, dans un endroit où étaient entassés des
centaines de blessés exposés à toutes les mauvaises conditions
qu'engendre une alimentation plus qu'insuffisante, au voisinage d'un champ de bataille, où les cadavres des hommes et
des chevaux enterrés à fleur de terre exhalaient des miasmes
putrides qui saisissaient l'odorat, au voisinage encore d'une
armée (l'armée prussienne), où régnaient le typhus et la
dysenterie. Eh bien ! sur 44 opérations graves que nous assis-
tâmes, nous ne vîmes pas se déclarer un seul cas d'infection
purulente. Des amputations guérirent à merveille et assez
rapidement, et, chez un désarticulé de la cuisse, la mort, qui

arriva le troisième jour, ne fut précédée d'aucun phénomène d'infection purulente. 6 cas de tétanos dans une même semaine furent les seuls accidents, à forme épidémique, que nous notâmes. Il y avait cependant au milieu de ces blessés quelques typhiques de l'armée prussienne. Où donc était le génie épidémique qui tua plus tard presque tous nos opérés du siége de Paris?

« Pourquoi, dit M. P. Dubois (1), sans que les conditions hygiéniques d'un hôpital et des lieux circonvoisins soient changées, sans diminution notable dans la population et le nombre des accouchements, voit-on, non pas certainement sans exception, mais fort souvent, l'état sanitaire rester satisfaisant, ou du moins les cas de maladie être rares et isolés? L'hôpital général de Westminster, à Londres, qui ne contient que 40 à 50 lits, très-bien construit et distribué, parfaitement tenu sous tous les rapports, est entouré d'égouts ouverts qui reçoivent toutes les immondices du quartier Lambeth. Cette circonstance est considérée comme ayant eu une grande influence sur le développement des épidémies, horriblement meurtrières, de fièvre puerpérale qui y sévirent en 1828, 1829, 1835, 1836, 1838. Mais pourquoi toutes ces circonstances restant les mêmes, la maladie ne se montre-t-elle pas dans les années intermédiaires épidémiquement, mais seulement sous la forme sporadique? Ne semble-t-il pas aussi que l'influence des miasmes qui s'élèvent de ces égouts doit être particulièrement délétère pendant les chaleurs? Eh bien, c'est pendant les premiers et les derniers mois de l'année que la maladie exerce le plus de ravages, et, chose remarquable, dans l'espace de douze ans, de 1827 à 1738, pas une femme ne succombe en juillet, dans un hôpital où la maladie a quelquefois sévi au point qu'en une année (1838), pendant laquelle

(1) Dubois. Dictionnaire en 30 vol., article Fièvre puerpérale.

l a maison avait été pourtant fermée à deux reprises, une fois pendant près de six mois, sur 26 malades, 20 succombèrent. L'hôpital d'accouchements de Dublin est, sous le rapport de sa situation, de sa construction, de sa distribution intérieure, dans les conditions hygiéniques les plus favorables, et pourtant beaucoup d'épidémics y ont régné depuis l'origine, malgré le prompt isolement des malades, malgré le soin qu'on prend de ne laisser chaque salle occupée qu'un petit nombre de jours, et de ne la rouvrir qu'après en avoir lavé les murs à l'eau chlorurée, qu'après y avoir fait des fumigations et avoir aéré, et au besoin renouvelé la literie. Certaines années ont été particulièrement remarquables sous ce rapport, et, ce qui ne l'est pas moins, c'est que le nombre des admissions, toujours considérable (près de 3,000 annuellement), n'avait pas été moindre les années où la mortalité avait été très-faible. »

Monneret cite un fait qu'il avait lui-même observé. A l'Hôtel-Dieu il avait une salle d'accouchements composée de 15 lits, dans des conditions hygiéniques déplorables, petite, malsaine, puante, recevant l'air d'une salle voisine occupée par 22 lits, et voisine des fosses d'aisances. Cette salle est demeurée indemne de fièvre puerpérale, alors que les salles aérées et grandes des autres services en étaient atteintes à plusieurs reprises, et cela pendant trois ans. La quatrième année, la scène changea, et la fièvre puerpérale s'établit pendant quelques mois dans la salle du Dr Monneret (1).

Ainsi donc, sans cause connue, des lieux naguère très-sains deviennent tout à coup un foyer d'infection pour les malades.

Il y a des épidémies de fièvre puerpérale qui, non-seulement envahissent des établissements spéciaux, mais qui sévissent sur des villes et même sur plusieurs parties du continent à la fois. Churchill, et surtout Litzmann, dans leurs ouvrages,

(1) Monneret. Pathologie interne, t. II, article Fièvre puerpérale.

fournissent des renseignements d'un véritable intérêt. En
1819, on voit la fièvre puerpérale régner à la fois à Vienne,
Prague, Dresde, Wurtzbourg, Bomberg, Ausbach, Diligen,
dans plusieurs villes d'Italie, à Lyon, Paris, Dublin, Glascow,
Stirling, Stockholm, Saint-Pétersbourg. Quelques-unes de ces
épidémies s'étendirent même aux femelles des animaux domes-
tiques, aux chiennes par exemple, dans l'épidémie observée
à Londres en 1787 et 1788, et dans celle de 1821 à Édimbourg; dans plusieurs parties de l'Écosse, les vaches furent
atteintes, et, en 1835, l'épidémie s'étendit aux poules pon-
deuses des environs de Prague.

En 1846, M. le professeur Grisolle (1), donnant son opinion
sur l'étiologie de la fièvre puerpérale, s'exprimait ainsi, dans
son Traité de pathologie interne : « La maladie atteint spé-
cialement les femmes qui accouchent dans les hôpitaux; là la
maladie règne souvent d'une manière épidémique. Des observations nombreuses, faites dans tous les pays, ont démontré
que l'encombrement des salles, le non-renouvellement de l'air,
le voisinage de foyers d'infection, étaient les causes les plus
ordinaires de ces épidémies meurtrières qui règnent presque
tous les ans dans la plupart des Maternités de l'Europe. Mais
nulle part peut-être on ne vit les épidémies plus nombreuses
et plus meurtrières qu'à l'Hôtel-Dieu de Paris, il y a à peine
un demi-siècle, où, comme on peut s'en convaincre par la
lecture du célèbre rapport de Ténon, existaient au plus haut
degré les causes d'insalubrité précédemment énumérées.
Cependant il est un grand nombre d'épidémies que l'on voit
naître dans les établissements publics consacrés aux femmes
en couche, à des époques où toutes les règles hygiéniques
sont sévèrement observées; il faut alors invoquer une constitution épidémique particulière dont la cause nous échappe,
mais qui souvent alors étend son influence chez les femmes

(1) Grisolle. Traité de pathologie interne, 1846.

accouchées en ville, *qu'elle atteint toutefois moins vivement et en moins grand nombre que celles qui ont cherché un refuge dans les établissements hospitaliers.*

« Pour quelques personnes pourtant, l'influence épidémique ne suffirait pas pour expliquer le développement de la péritonite sur un grand nombre de femmes. Aussi a-t-on supposé, à differentes époques, un caractère contagieux à la maladie. Mais cette opinion, qui a surtout trouvé des défenseurs en Angleterre, et que Clarke a appuyée de son autorité, n'est point démontrée. »

« Il ne nous est pas démontré, disent MM. Monneret et Fleury, que telle maladie qui ne jouit pas pas de propriétés éminemment contagieuses lorsqu'elle sévit sur des individus isolés, ne devient pas virulente sous l'influence des circonstances particulières qui la rendent épidémique » (1).

En 1858, M. Depaul avançait que les services d'accouchements étaient les foyers des épidémies de fièvre puerpérale; et M. Danyau objectait, contrairement à cet avis, que l'on avait vu l'épidémie débuter et s'étendre dans la clientèle avant d'apparaître dans les Maternités. A l'appui de son dire, il citait que, dans l'épidémie de 1814-1815, décrite par Campbell, la maladie avait sévi dans la ville d'Edimbourg avant d'apparaître à la Maternité; qu'au dire de Kiwisch, Prague souffrit plusieurs fois de la fièvre puerpérale avant que les salles de la Maternité fussent envahies; qu'à Paris, en 1841, il y avait eu déjà beaucoup de cas en ville, avant que l'épidémie de la Maternité éclatât; enfin, qu'en 1856, l'état sanitaire de la Maternité était très-satisfaisant, alors que l'on comptait déjà beaucoup de cas malheureux en ville.

Certes, au point de vue prophylactique, nous pensons qu'il importe peu de savoir si c'est par l'hôpital que débute l'épidémie ou par la ville; si c'est l'hôpital qui répand l'épidémie.

(1) Monneret et Fleury. Compendium de médecine.

dans la ville, ou la ville qui l'importe dans l'hôpital. Mais il
s'agit de trouver un moyen tel que, si une épidémie apparaît,
elle soit le moins nuisible possible à la société. Nous croyons
avoir démontré, par un assez grand nombre d'arguments, le
caractère contagieux de la fièvre puerpérale. Que les accouchées soient placées de sorte que la contagion soit impossible, et l'épidémie sera certainement moins meurtrière. C'est
ce que l'on s'efforce d'obtenir lorsqu'une épidémie de fièvre
typhoïde, par exemple, éclate dans un lycée, dans une ca-
serne, dans tout établissement où il y a une agglomération
d'individus aptes à contracter la maladie. On licencie, on
disperse tout le monde, dans la crainte de voir le fléau faire
un grand nombre de victimes.

Il en est de même pour la variole que nous avons vue à
l'état endémique à Paris, pendant trois ans. Combien de cas
n'ont pas été contractés dans les hôpitaux par des malades
qui venaient s'y faire soigner pour d'autres affections ! La
maladie existait au dehors ; rien ne disait que les hôpitaux
l'avaient déversée sur la Capitale, mais le résultat était le
même, puisque, dans les hôpitaux, elle infectait à son aise
tous ceux qui se trouvaient à sa portée, n'étant pas préservés
par l'immunité que donne généralement la vaccine.

En supposant que l'épidémie ne parte point de l'hôpital
pour se répandre en ville, pourquoi, quand une épidémie se
déclare, continuer à exposer 100, 200 ou 300 malheureuses,
et celles à venir, selon l'importance de la Maternité, à s'em-
poisonner dans une maison où elles viennent toutes con-
fiantes, elles et leurs enfants, recevoir les secours de la charité publique ? Mieux vaudrait mille fois les laisser chez elles,
ou n'importe où ; elles auraient alors le bénéfice d'échapper
à la maladie, comme peuvent y échapper ceux qui ne s'exposent pas à la contagion des fièvres éruptives !

Si encore l'épidémie qui pèse sur une Maternité n'y tuait
que les malheureuses qui y sont, et qu'elle a atteintes ! mais,

le croirait-on? L'on continue pendant quinze jours, un mois
et plus longtemps parfois à recevoir les femmes qui se présentent pour accoucher. Oh! je sais bien que l'on a des raisons à donner : on en reçoit le moins possible. L'on fait en
sorte d'envoyer la plupart chez les sages-femmes de la ville;
l'on ne donne des lits qu'à celles qui ne peuvent attendre,
dont la tête de l'enfant est à la vulve! Tous les jours il s'en
présente, tous les jours on en enterre. Où voulez-vous qu'elles
accouchent, dira-t-on, si on ne leur donne pas de lit? Dans
la rue? — Eh oui, plutôt dans la rue! du moins votre hos-
pitalité ne les tuera pas.

Dans plusieurs épidémies très-meurtrières qui se sont dé-
clarées à la Clinique en 1852, 1856, 1858, M. Dubois avait
relevé, avec la plus grande exactitude, l'ordre dans lequel
tous les cas de la première et la troisième se sont succédé.
« Les atteintes de l'influence épidémique ont presque toujours
été disséminées, dit-il, et il n'a pas été possible de saisir une
preuve de propagation de la maladie par voisinage. » (1).

Voici les deux tables que l'illustre professeur avait pré-
sentées à l'Académie, à l'appui de son assertion :

1853			1858	
Salles.	Nos		Salles.	Nos
3e....	12		6e....	29
2e....	8		3e....	11
6e....	28		4e....	15
2e....	6		5e....	20
5e....	22		5e....	18
3e....	9		2e....	5
5e....	25		5e....	26
6e....	31		4e....	16
5e....	17		5e....	24
4e....	12		2e....	7
6e....	33		6e....	31
5e....	20			
5e....	29			
6e....	34			

ussion à l'Académie de médecine, 1858.

Il nous semble que ces deux tables n'infirment en rien la théorie de la contagion. Prenons, par exemple, dans l'année 1853, la salle n° 5. Les lits où la fièvre puerpérale s'est déclarée sont les suivants : 22, 25, 17, 20, 29.

Dans la salle n° 6, ce sont les lits : 28, 31, 33, 34.

Dans la salle n° 2, les lits : 8, 6.

Dans la salle n° 3, les lits : 9, 12

Dans l'épidémie de 1858, prenons la salle n° 5.

Les lits où a régné la maladie sont : les n°s 20, 18, 26, 24.

Dans la salle n° 4, ce sont les lits : 15, 16.

Dans la salle n° 6, ce sont les n°s : 29, 31.

Dans la salle n° 2 : 5, 7.

Nous n'insistons pas, mais nous pensons que la maladie a suivi une marche assez régulière, s'attaquant, dans chaque salle, tout à fait au voisinage de son point de départ. En outre, s'il est vrai que le miasme contagieux puissse être colporté par les gens de service, rien d'étonnant à ce que l'irrégularité de l'apparition de la maladie dans les différentes salles ne soit subordonnée aux allées et venues des sages-femmes ou des filles de salles.

CHAPITRE V

MORTALITÉ DANS LES MATERNITÉS.

En 1858, le D\u02b3 Tarnier, ancien interne de la Maternité de Paris, montra à l'Académie de médecine, lors de la grande discussion sur la fièvre puerpérale (1), jusqu'où peut aller la différence entre la mortalité dans les Maternités, et celle

(1) Tarnier. De la fièvre puerpérale. Paris, 1858.

dans les services d'accouchements à domicile. La mortalité
avait été, en 1856, pour l'établissement de la rue de Port-
Royal, de 1 femme morte sur 19 accouchées, tandis qu'elle
n'avait été, dans le 12ᵉ arrondissement, que de 1 sur 322
accouchées !

J'ajouterai, pour donner une idée de la violence et des
effets désastreux de certaines épidémies, que, du 13 avril au
10 mai 1856, on compta 59 mortes à la Maternité. Le nombre des accouchements qui eurent lieu depuis le 1ᵉʳ avril jusqu'à la fin de mai, fut de 332. En prenant la moitié pour la
période fatale que je viens d'indiquer, on est conduit à ce
triste résultat qu'il y eut au moins 1 décès sur 3 accouchements ! (1)

En Angleterre, le Dʳ Barnes établit le même fait par des
statistiques (2).

Hugenberger, à Saint-Pétersbourg, Spâth, Broun, Crédé,
par leurs publications, confirment le même fait dans le restant de l'Europe.

Par une statistique soigneusement dressée, M. Husson fit
voir, dans le Bulletin du ministère de l'intérieur (1864), que
la mortalité n'avait été, en 1861, à Paris, que de 1 femme
sur 172, en dehors des hôpitaux, tandis que, dans leur enceinte, elle était de 1 sur 10.

Malgaigne, dans ce même Bulletin, montrait qu'en 1862,
tandis que la mortalité dans les hôpitaux était de 1 sur 14,64
accouchements; elle n'était, dans le service des bureaux de
bienfaisance, que de 1 sur 160,88.

Que l'on jette les yeux sur les deux tableaux des années
1861 et 1862, que nous allons donner, et l'on se demandera
comment on a pu, et comment on peut encore, de gaieté de
cœur, et sachant parfaitement ce qui doit en advenir, offrir

(1) Léon Lefort. Des Maternités en Europe, 1866.
(2) Barnes. Dublin quarterly Journ. of med. Sciences. 1858,
t. XXVIII, p. 101.

à une femme saine, qui vient accomplir un acte physiologique, 1 lit, où, 1 fois sur 10, elle est certaine de mourir, tandis que, en restant chez elle, dans de mauvaises conditions hygiéniques et alimentaires, elle a en moyenne 160 à 170 chances de guérison contre 1 seule de mortalité.

1861.

	Accouchem.	Décès.	Proportion.
Dans les hôpitaux...............	7,226	693	1 sur 10,4
Bureaux de bienfaisance.......	6,212	32	1 sur 194,1
En ville, en dehors des bureaux.	44,481	262	1 sur 169,8

1862.

Dans les hôpitaux............	6,971	476	1 sur 14,6
Bureaux de bienfaisance......	6,422	39	1 sur 164,6
En ville, en dehors des bureaux.	42,796	226	1 sur 160,8

« En 1853, sur 2,567 femmes accouchées à la Maternité, dit M. Lorain, j'en avais vu mourir 152, soit $1/18$. Assister à de pareils malheurs et se taire, c'est de la complicité. En 1869, à l'hôpital Saint-Antoine, sur 56 femmes accouchées pendant le mois d'octobre, 45 devinrent malades, proportion vraiment effrayante ! A la même époque, il y a eu à la Maternité, d'après le rapport de M. Brouardel, sur 88 accouchements, 29 femmes atteintes d'accidents divers, et transportées dans le service des femmes malades. Sur ces 29 femmes entrées à l'Infirmerie, 7 sont mortes, 1 est sortie mourante, 11 sont sorties guéries, 10 restaient en traitement à la date du 26 novembre. Il est arrivé qu'à la Maternité de Paris, 20 ou 30 femmes en couche sont mortes dans une semaine » (1).

Voici le relevé des accouchements et des décès de la Maternité de Paris, pendant une période de soixante ans, de 1802 à 1862.

Je tiens à le citer tout particulièrement, parce qu'il est

(1) P. Lorain. L'Assistance publique. Cahiers de 1870.

remarquable que, de toutes les Maternités d'Europe, c'est la Maternité de Paris qui est la plus meurtrière :

	Accouchées.	Mortes.	0/0
De 1802 à 1805.....	15,307	610	3,9
De 1810 à 1814.....	23,484	1,114	4,7
De 1820 à 1824.....	25,895	1,293	4,9
De 1830 à 1834.....	26,538	1,125	4,2
De 1840 à 1844.....	34,774	1,458	4,1
De 1850 à 1854.....	25,094	1,298	5,1
De 1860 à 1862.....	9,886	1,226	12,4
Total.....	160,704	8,124	5,6

1 décès sur 19 accouchements.

D'après ce tableau, dont l'exactitude ne peut être contestée puisqu'il est tiré des archives de l'Assistance publique, l'on voit que depuis 1802 la proportion des décès n'a fait qu'augmenter; de 3, 9 0/0 en 1802, elle en 1862 de 12, 4!

M. Léon Lefort, dans son livre remarquable sur les Maternités des différents pays, donne le total général des accouchements à l'hôpital, en France et dans les autres pays de l'Europe, ainsi que le total des accouchements à domicile, qui sont confiés à l'Assistance publique, depuis le commencement du siècle.

Le total des accouchements à l'hôpital est de :
888,342..... il y a 30,394 décès ou 1 sur 29,2. Le total des accouchements à domicile à Londres, Paris, Leipzig, Berlin, Munich, Greifswalde, Stettin (policliniques), St-Pétersbourg est de 934,781 accouchées, il y a 4,405 morts, 1 sur 212. Notez que les hôpitaux des villes principales de province, comptent dans cette statistique, que dans ces villes la moyenne de mortalité est beaucoup plus basse que dans les Maternités des capitales, pour la raison bien simple que l'accumulation et l'encombrement des femmes en couche n'y existent pas, et que, par conséquent, la fièvre puerpérale y est beaucoup plus rare qu'à Paris, ou bien si elle s'y déclare y fait très-peu

de victimes. En province, on accouche peu dans les hôpitaux ; aussi y a-t-il toujours peu de lits occupés. Dans les chiffres de mortalité que j'ai donnés, je suis encore certainement au-dessous de la réalité pour une seconde raison. Le trans-fert des accouchées malades dans les salles de médecine ou dans l'hôpital-général a diminué pour les salles des Maternités le chiffre réel de la mortalité après l'accouchement. Je crois donc pouvoir dire : *La mortalité des femmes accouchées dans les cliniques, les hôpitaux et les Maternités est hors de toute proportion avec ce qu'elle est en ville* (1).

C'est ce que M. U. Trélat, dans une étude sur les Materni-tés, prouvait par des chiffres convaincants, en 1867 (2).

M. Léon Lefort, dans son remarquable ouvrage, répond à une objection sérieuse qui a été faite au sujet des causes de la mortalité dans les Maternités. En laissant de côté les influences épidémiques, on a dit que les hôpitaux où les Maternités recevaient presque toutes les femmes qu'un accou-chement anormal ou des manœuvres obstréticales maladroites mettaient dans l'impossibilité d'être utilement secourues à domicile, que ces cas nécessitant souvent des opérations chi-rurgicales, il ne fallait pas s'étonner de voir s'élever dans les asiles nosocomiaux le chiffre de la mortalité. C'est vrai jusqu'à un certain point. Mais d'après les renseignements pris par le Dr Lefort dans les principaux hôpitaux de l'Europe, et d'après les statistiques des policliniques d'Allemagne et de l'Assistance à domicile de Londres et de Paris, il résulte que la mortalité à la suite d'opérations chirurgicales est bien plus considérable à l'hôpital qu'en ville ; la différence est relative-ment la même que celle qui existe entre la mortalité dans les accouchements normaux à l'hôpital, et la mortalité dans les accouchements en ville. Il ne peut en être autrement puisque

(1) Léon Lefort. Des Maternités en Europe. 1866.
(2) Trélat. Archives de médecine, 1867. Etude sur les Ma-ternités.

les mêmes causes de contagion puerpérale existent. En outre, il est prouvé que les grandes opérations chirurgicales réussissent beaucoup mieux à la campagne, ou en ville, dans la clientèle, qu'au sein des hôpitaux. Pourquoi ? Parce que l'infection purulente expose les opérés des hôpitaux au danger de la contagion, danger auquel sont soustraits les opérés à la campagne.

« C'est donc, dit M. Léon Lefort, avec la nature même des secours qu'elles reçoivent, avec la nature du lieu où se pratique l'accouchement (à l'hôpital ou à domicile); c'est avec les conditions de salubrité de l'hôpital que varie la mortalité générale des accouchées, et elle n'est nullement en rapport avec le nombre des accouchements dans lesquels a eu lieu une intervention chirurgicale quelconque. C'est ce que peut montrer le relevé suivant qui nous révèle encore quelques points intéressants de la pratique obstétricale en France, en Angleterre, en Allemagne et en Russie.

NOMS DES MATERNITÉS et des services à domicile.	NOMBRE TOTAL des		NATURE DES OPÉRATIONS.							
			Versions.		Forceps.		Céphalotripsie.		Proportion.	
	Accouchements.	Décès.	Nombre.	Proportion.	Nombre.	Proportion.	Nombre.	Proportion.	Des opérations.	De mortalité totale.
Londres. Guy's hospit. . . . 54-63	14.871	44	77	1/193	82	1/181	18	1/833	1/84	1/337
Leipzig. Policlin. 49-59	1.203	13	55	1/22	188	1/6	14	1/85	1/4	1/99
Munich. Matern. 60-61	1.022	14	12	1/85	20	1/51	4	1/255	1/28	1/73
Dresde. Matern. 14-64	5.356	373	166	1/92	1.020	1/15	63	1/243	1/12	1/41
Vienne. 2e Clinique. 62	3.288	87	32	1/102	55	1/59	4	1/822	1/36	1/37
St-Pétersb. Hebamman-Instit. . 45-59	8.036	238	96	1/83	243	1/33	18	1/446	1/22	1/33
Leipzig. Matern. 56-59	594	20	6	1/99	56	1/10	1	1/594	1/9	1/29
Vienne. 1re Clinique 62	4.118	159	37	1/111	93	1/44	2	1/2059	1/31	1/25
Paris. Matern. 59-63	23.102	1.543	229	1/100	312	1/74	54	1/427	1/4	1/14

«Par ce tableau l'on voit que la Maternité de Paris est celle où les opérations ont été les plus rares (1 sur 38) ; elle est cependant la plus meurtrière (1 morte sur 14 accouchées), tandis que la Maternité de Munich, où les opérations ont été relativement plus nombreuses (1 sur 12) a une mortalité beaucoup moins élevée ! 1 morte sur 73 accouchées (1). »

Non, ni la science ni l'humanité ne permettent de garder le silence sur l'état de nos maisons d'accouchements. Qu'avons fait d'utile depuis un siècle ! au prix de ce que n'aurions-nous pu et dû faire ?

La mortalité moyenne des accouchées dans l'ancien Hôtel-Dieu de Paris, en 1788, fut, au rapport du célèbre Ténon, de 1 accouchée sur 15 ; elle fut à la Maternité de Paris, de 1860 à 1864, de 1 accouchée sur 8.

Il existe encore chez les sages-femmes désignées par l'Administration de l'Assistance publique, pour recevoir le trop plein des hôpitaux, une cause de mortalité que je veux signaler à l'attention, c'est le peu de temps que les accouchées sont retenues au lit après la parturition. Il faut, pour qu'une femme ait le droit de se lever, que l'utérus, complétement revenu sur lui-même, soit aussi complétement remonté derrière la symphyse du pubis. Cet organe ne reprend pas sa place dans le même délai de temps chez toutes les femmes ; bien des accidents, quelquefois mortels même, sont dus à ce qu'elles se sont levées trop tôt en vertu d'un préjugé établi dans le monde et affiché en toutes lettres sur les enseignes de sages-femmes, à savoir : *qu'il faut neuf jours après la délivrance* pour que la femme puisse reprendre ses occupations. Un grand nombre de déplacements et de chute de l'utérus ne reconnaissent pas d'autre cause. Je sais bien que l'on objecte qu'il faut faire de la place pour les femmes qui se présentent, ou condescendre à la volonté des accouchées ; mais, cependant, l'administration, qui se montre

(1) Léon Lefort. Des Maternités en Europe. 1866

charitable pendant neuf jours, a-t-elle le droit de devenir meurtrière après ce temps ? Et si le peuple, aveuglé par un préjugé ne voit pas le mal, n'est-il pas le devoir du médecin de le dénoncer et de réclamer énergiquement qu'on revienne sur une erreur ou une habitude qui fait des victimes d'autant plus faciles, qu'elles sont inconscientes ?

Il est temps que le jour se fasse sur ces hécatombes silencieuses. Tout le corps médical a protesté et proteste encore ; il a fait son devoir largement ; que ceux qui sont chargés des intérêts publics fassent le leur !

Je terminerai ce chapitre par une série d'observations de fièvre puerpérale, qui me sont personnelles et que j'ai recueillies dans le service de M. le Dr Lorain (salle Sainte-Marguerite) à l'Hôpital Saint-Antoine, lors de la dernière épidémie qui y sévit du 6 octobre à décembre 1871, époque à laquelle on fut obligé de fermer la salle.

OBSERVATION I.

Rey (Joséphine), 28 ans, lit n° 9, entre le 25 septembre à la salle Sainte-Marguerite. Quelques jours après son accouchement elle est atteinte de mammite double avec érysipèle. Dans la crainte que l'infection puerpérale qui ne s'était point manifestée dans la salle depuis 1869, ne s'y implantât par ce premier sujet qui lui parut infecté, M. le Dr Lorain fit passer la malade dans une salle de médecine voisine, à Sainte-Adélaïde.

15 octobre. Cette malade, que je n'ai commencé à voir que dans la première quinzaine d'octobre, et dont l'état n'a fait que s'aggraver, présente un large sphacèle des deux mamelles. L'érysipèle, après s'être étendu sur le devant de la poitrine et à la face, s'est lentement éteint, mais le dessous des seins offre une vaste surface par où s'écoule un pus ichoreux.

La malade est très-faible, très-amaigrie; elle exhale une odeur fétide et mange à peine ; les lochies coulent très-peu, et une diarrhée presque continuelle augmente sa faiblesse.

Mort le 19 octobre. — A l'autopsie que je fis sous les yeux de M. Lorain, nous trouvâmes l'utérus sain, la membrane épithéliale est presque reformée, pas de pus dans les sinus utérins, ni dans le péritoine.

Reins. — Dégénérescence graisseuse accentuée dépendant du processus morbide.

Foie. — Graisseux, très hyperémié.

L'infection paraît avoir lieu par l'érysipèle.

OBSERVATION II.

Barbé (Augustine), 18 ans, salle Sainte-Marguerite, née au Mans. Entrée le 20 octobre. Accouchée le 21.

26 octobre. Un érysipèle de la face se déclare chez son enfant. On le fait boire à la cuiller.

Le 27. L'érysipèle augmente.

Le 28. Il a gagné toute la face et les oreilles.

L'enfant continue à boire à la cuiller.

Les jours suivants l'érysipèle s'éteint.

1er novembre. Il a complétement disparu.

OBSERVATION III.

Besnard (Alphonsine), salle Marguerite, n° 16, née à Paris. Accouche le 26 octobre 1871 ; c'est sa seconde couche.

Dimanche 29. La nouvelle accouchée se plaint de douleurs dans le ventre.

Le 30. Les douleurs ont continué; le ventre s'est un peu ballonné. La maladie n'a pas dormi. Inappétence. Nausées.

Le 31. Le ventre est très-ballonné, très-douloureux. Insomnie. Sueurs dans la nuit.

Température vaginale. 41°

Pouls 118

1er novembre. L'état du ventre est le même. Nuit plus calme. Un peu de sommeil.

> Température vaginale. 40°
> Pouls 120

Le 2. Aggravation des symptômes.

> Température vaginale. 40°,5
> Pouls 120

Le 3. Mort.

L'autopsie n'a pu être faite.

OBSERVATION IV.

Leroy (Rose), 30 ans, salle Sainte-Marguerite, n° 3. Accouchée le 31 octobre au soir. Grossesse gémellaire. Enfants mort-nées.

1er novembre. Les lochies se font remarquer par leur fétidité. Rien de bien caractéristique dans l'état de la femme.

Le 2. Même état.

Le 3. Le ventre est un peu ballonné et légèrement douloureux. Les lochies coulent toujours fétides.

> Température vaginale. 40°,8
> Pouls 118

Rhum en potion. Café. Injections et lavages aromatiques des parties génitales.

Le 4. Facies abdominal. Ventre ballonné et douloureux. Bouche amère, sèche. Grande soif.

> Température vaginale. 41°, 6
> Pouls 116

Sulfate de quinine 1 gramme.

Le 5. Frissons, vomissements bilieux. État cérébral.

> Température vaginale. 41°
> Pouls 120

Le 6. Mêmes symptômes.

> Température vaginale. 41
> Pouls 130

L'utérus paraît très-volumineux; dans le côté droit de l'abdomen la pression donne une sensation de fluctuation qui indiquerait la présence d'un phlegmon dans le flanc droit.

Le 7. Même état.

Température vaginale.

Pouls........ 130

Le 8. L'état s'est aggravé. Insomnie. La bouche est empâtée, fièvreuse. Facies abdominal très-prononcé. Le ventre est très-douloureux. Le flanc droit donne toujours la sensation perçue le 6 novembre.

Température vaginale.   39°,7

Pouls............... 144

Le 9. Gencives fuligineuses. Joues empourprées. Facies abdominal. Ventre très-ballonné et très-douloureux.

Température vaginale.   41,2

Pouls.............. 156

Le 10. Morte.

L'autopsie n'a pas été faite.

OBSERVATION V.

L'Esprit (Élisa), 21 ans, salle Sainte-Marguerite, n° 13. Accouchée le 12 novembre.

Le 18. Le ventre est légèrement tendu. La bouche amère. Innappétence.

Température vaginale.   39°,5

Pouls 137

Le 19. Frisson. Même état du ventre. Pas de sommeil.

Le 20. Nouveau frisson. Même état.

Température vaginale.   39°,8

Pouls... 130

Collodion sur le ventre.

Le 21. Sommeil cette nuit. Un peu de mieux accusé par la malade.

Température vaginale.   39°,8

Pouls . . . .

Le 22. Même état.

Le 23. Douleurs dans les jointures, surtout dans les articulations des membres supérieurs. Arthrite puerpérale?

Température vaginale.   39°,5

Pouls . . . . : . . .   106

Le 24. Même état.

Le 25. Sueurs profuses. Les douleurs articulaires diminuent.

Température vaginale.

Pouls   110

Le 26. Même état.

Le 27. Les sueurs continuent; les douleurs articulaires ont à peu près totalement disparu.

A ce moment, on transporte la malade dans une salle de médecine voisine, à Sainte-Adélaïde.

Le 29. Le mieux s'accentue lentement.

OBSERVATION 6.

Van den Bosch, salle Sainte-Marguerite, lit n° 17, née à Anvers (Belgique), 25 ans. Entrée à l'hôpital le 12 novembre. Accouchée le 16.

Le 18. L'utérus est très-gros. Le ventre un peu ballonné. Fièvre. Pas de lait dans les mamelles.

Le 19. Rien de caractéristique.

Le 20. On remarque à la visite que l'enfant est atteint d'ophthalmie purulente.

Le 21. Même état de l'enfant.

Le 25. La mère veut sortir avec son enfant dont l'ophthalmie continue.

OBSERVATION VII.

Pasquet (Eugénie), 24 ans, salle Sainte-Marguerite, n° 4, née à Cé-sur-Saône (Haute-Loire). Accouchée le mardi 24.

Le 24. La malade a éprouvé des frissons dans la nuit du mercredi au jeudi. Ce matin le ventre est ballonné, douloureux. La langue est sèche..

> Température vaginale. 39°
>
> Pouls.............. 130

Le 25. Mêmes symptômes, peut-être plus accentués encore.

> Température vaginale. 39°,2
>
> Pouls 132

Le 26. État très-grave. Chorée linguale. Langue très-sèche. Oppression. Sueurs froides.

Le 27. Ventre extrêmement ballonné. Angoisse énorme.

> Température vaginale. 40°,6
>
> Pouls.............. 172

Opium.

Morte dans la journée.

OBSERVATION VIII.

Langlois (Adeline), 25 ans, salle Sainte-Marguerite, n° 6 née à Paris. Accouchée le 23 novembre.

Le 24. La malade a eu des frissons dans la nuit.

> Température vaginale. 39°,8
>
> Pouls.............. 120

Le 25. Langue blanche. Soif constante. Ventre légèrement ballonné.

> Température vaginale. 41°,1
>
> Pouls 122

Sulfate de quinine 1 gramme. Café.

Le 26. Même état.

Le 27. Idem.

Le 28. Manie puerpérale.

Le 29. Toujours un peu de ballonnement du ventre. Délire qui semble indiquer de la méningite.

> Température vaginale. 40°,4
>
> Pouls.............. 110

La malade est transportée en ville, sur la demande de sa famille.

Elle y est morte le 10 décembre.

OBSERVATION IX.

X..., salle Sainte-Marguerite, n° 16, accouchée le 6 décembre.

La salle des accouchements ayant été évacuée sur la demande du Dr Lorain, à cause de l'épidémie puerpérale qui y règne, cette femme est transportée dans une salle de médecine. Elle n'a fait que passer à Sainte-Marguerite.

Le 12. Douleurs dans le ventre depuis quelques jours. Facies abdominal. Inappétence. Insomnie.

Le 13. Le ventre est moins douloureux. Mais il s'est déclaré un érysipèle à la face postérieure de la cuisse gauche. Peu d'appétit.

Le 14. L'enfant de cette femme est mort dans la nuit. Ce matin, pouls fréquent (100), peau chaude. La douleur et la teinte érysipélateuse de la cuisse continuent.

Le 15. Le pus se forme en abcès.

Le 16. Il y a eu un petit frisson le matin.

Le 17. La fluctuation à la partie postérieure de la cuisse est très-évidente. Mieux sensible dans l'état général.

Le 18. Ouverture de l'abcès par le bistouri.

Le 19. La malade marche à une prompte guérison.

Comme je l'ai dit au commencement de ce chapitre, M. le Dr Lorain voyant les progrès de l'épidémie puerpérale, cessa de recevoir les femmes qui se présentaient pour accoucher et fit évacuer la salle. Cette salle fut désinfectée par le lavage soigné du plancher, des murs et du plafond; les lits demeurèrent un mois en plein air. La salle fut rouverte dans les derniers jours de janvier et au jour où j'écris ces lignes (7 mai), aucun cas de fièvre puerpérale n'y est reparu.

CHAPITRE VI.

DES MATERNITÉS EN FRANCE ET A L'ÉTRANGER.

Il existe à Paris deux grandes maisons d'accouchements : l'hospice de la Maternité et l'hôpital des Cliniques (1).

Dans la première, le nombre des lits est de 433, dont 150 pour les femmes qui attendent le moment de leur accouchement, 200 pour les femmes en couche, 25 pour les enfants des accouchées, 8 pour les nourrices sédentaires et 150 pour les élèves sages femmes.

Les dortoirs sont vastes et aérés ; la maison possède de nombreux promenoirs.

Cet hospice est situé, rue de Port-Royal, dans un quartier qui ne paraît rien laisser à désirer sous le rapport hygiénique.

La seconde maison d'accouchements, l'hôpital des Cliniques est de création récente.

Le nombre des lits est de 135.

On y reçoit les femmes enceintes près d'accoucher et des malades de chirurgie, comme dans les hôpitaux généraux.

En outre, dans les principaux hôpitaux généraux, comme l'Hôtel-Dieu, la Pitié, St-Antoine, St-Louis, Lariboisière, Cochin, la Charité, Beaujon, Necker, il existe des services d'accouchements de 25 à 30 lits.

Certes depuis près d'un siècle, il a été fait d'immenses dépenses pour améliorer le sort des femmes enceintes.

Autrefois, les femmes accouchaient à l'Hôtel-Dieu ; il y avait pour elles 67 grands lits, c'est-à-dire de quatre pieds quatre pouces de large, et 39 petits, c'est-à-dire de trois pieds. Les premiers renfermaient souvent trois personnes, quelquefois

(1) Bouchardat. Notice sur les hôpitaux de Paris, 1868.

quatre. Hélas! nous avons fait voir plus haut que malgré ces mauvaises conditions hygiéniques, la mortalité n'y était pas plus considérable (1 sur 13) relativement que dans nos belles Maternités! Et cependant l'illustre Ténon se plaignait déjà hautement de cet état de choses :

« On est justement alarmé de voir, disait-il, qu'en aucun endroit de l'Europe, en aucune ville, en aucun village, en aucun hôpital, rien n'est comparable à la perte que l'on fait des accouchées à l'Hôtel-Dieu de Paris.

« Qu'un homme, une femme meurent à la fin de leur carrière, leurs enfants sont élevés, on n'a guère alors qu'à se soumettre à la nature, qui dans son cours, entraîne et détruit ce qu'elle avait formé ; mais qu'une femme enceinte, bien portante, se rende à l'Hôtel-Dieu, y contracte une maladie, y périsse enfin à la fleur de l'âge ! Ce n'est plus à ce cours inévitable des événements qu'il faudra adresser nos regrets. Yesou proposa de mettre ses accouchées dans un lieu particulier, où elles fussent exemptes d'un air contagieux. Combien depuis cent vingt-deux ans n'eût-on pas sauvé de ces femmes malheureuses, si l'on eût suivi ce conseil salutaire ! Mais la raison n'amène pas toujours des réformes utiles ; les malheurs redoublés donnent longtemps des leçons terribles avant de renverser les anciennes habitudes. C'est précisément ce qui est arrivé à l'Hôtel-Dieu » (1).

Pendant la première moitié de ce siècle les épidémies de fièvre puerpérale se succédèrent dans nos maternités et dans celles des autres pays. Chez nous on ne leur opposa rien de salutaire : car tout le bagage pharmaceutique vient s'échouer devant la maladie : sulfate de quinine, aconit, alcool en potion, rien ne réussit, mais on continua quand même. Déjà cependant des médecins s'émouvaient de l'inertie dans laquelle l'administration était restée et protestaient hautement. Non

---

(1) Ténon. Rapport sur les hôpitaux de Paris, 1788.

pas que son directeur, M. Husson, fût indifférent à une question aussi importante, ou qu'il ne constatât point le mal : il n'était pas besoin d'être médecin pour le voir et pour être touché vivement de l'excessive mortalité qui régnait à Paris dans nos services spéciaux ; mais avant de changer une organisation pernicieuse, et qui avait coûté très cher, il voulait connaître la *raison scientifique* du développement du fléau, le pourquoi ? L'X de ce grand problème des affections contagieuses ?

« Par suite de quelles circonstances, dit-il dans son *Etude sur les hôpitaux*, la maison d'accouchements si longtemps épargnée, s'est-elle fait remarquer depuis 1840, parmi les établissements les plus accessibles à la contagion, et malgré sa situation exceptionnelle sur l'un des points réputés les plus salubres de Paris, malgré ses vastes jardins? C'est là une question à laquelle ni la science, ni l'administration n'ont encore pu répondre. On sait à quel point elle nous préoccupe, et quels efforts ont été faits déjà pour en expliquer et en prévenir les causes. Les chiffres qui se rapportent à la situation actuelle des services d'accouchements accusent encore une mortalité assez considérable pour solliciter les investigations et pour engager les amis de la science et de l'humanité à rechercher de concert avec nous par quelles dispositions il serait possible d'arrêter le progrès d'une maladie terrible, qui a déjoué jusqu'ici tous les calculs » (1).

Dès 1846, M. le professeur Grisolle avait déjà formulé un projet de réforme des Maternités qui, s'il eût été exécuté, eût certainement été un immense progrès :

Pour les femmes, disait-il, qui accouchent dans les hôpitaux, il faut *de toute nécessité* empêcher qu'il y ait jamais encombrement ; on éloignera toutes les causes capables d'infecter, de corrompre l'air. On devra préférer de petites salles

(1) Husson. Etude sur les hôpitaux.

de dix à douze lits, bien exposées, bien aérées et séparées par
de grands corridors, à de vastes salles dans lesquelles il y a
toujours des causes d'infection plus nombreuses, et où le
renouvellement de l'air est toujours plus difficile » (1).

M. Tarnier aux doutes, aux incertitudes de l'administration
opposait un magnifique travail où en montrant *que la mortalité est dix-neuf fois plus considérable à la Maternité de Paris
qu'en ville*, il indiquait la cause véritable du mal: l'encombrement; le seul remède, la dissémination.

De magnifiques rapports, à la fois médicaux et administratifs,
surgissaient à l'étranger. Ceux de MM. Hugenberger, sur la
Maternité de St-Pétersbourg, de Sainclair et Johnson, sur celle
de Dublin, de Branton, Nicks, sur le service d'accouchements
de Guy's hospital à Londres, de Semmeliveis, Arneth, Braun,
Spâth, sur les Maternités de Vienne, de Necker, sur celle de
Munich, de Crédé sur celle de Leipzig, de Grenser sur celle
de Dresde, rapports et travaux faits par des directeurs-méde-
cins, qui ont étudié non-seulement les lois de la prorogation
de la fièvre puerpérale, mais encore les moyens d'en diminuer
notablement les ravages, tandis que la mortalité allait toujours
en augmentant à la Maternité de Paris (2).

En France le corps médical n'était pas inactif. Dès 1855,
M. le Dr Lorain (3) dans sa thèse inaugurale, après avoir con-
staté l'impuissance de toute médication contre la fièvre puerpérale, et la pénurie des moyens répressifs que lui opposaient
les administrateurs qui ne trouvaient d'autre réforme que la
fermeture pendant plusieurs semaines des salles destinées aux
femmes en couche, quand une épidémie se déclarait, M. Lorain,
dis-je, se demandait : *si des nécessités sociales ne s'opposaient
pas à ce que l'on eût recours à la seule mesure qui pût prévenir
de pareils malheurs.*

(1) Grisolle. Pathologie interne, 1846.
(2) Léon Lefort. Des Maternités en Europe, 1866.
(3) Lorain. Thèse inaugurale, 1855.

En 1856, la Commission départementale de la Seine, avant de clore sa session, avait adopté, sur la demande du Dʳ Thierry, une proposition conçue en ces termes (1) :

« La Commission départementale, considérant que des épidémies de fièvre puerpérale sévissent fréquemment, de la manière la plus désastreuse, sur les femmes admises dans les maisons d'accouchements appartenant à l'Administration de l'Assistance publique ;

« Considérant que souvent ces épidémies, s'étendant en dehors des murs des hôpitaux et de la Clinique, exercent leur action sur tous les quartiers de la ville et y exposent les femmes en couche à des chances de mortalité inconnues dans tout autre lieu ;

« Considérant qu'il est urgent de faire cesser les funestes effets résultant de l'agglomération des femmes en couche, la plupart étrangères à la ville de Paris, qui sont recueillies dans les établissements hospitaliers de la Capitale ;

« Émet le vœu que des mesures soient prises pour faire cesser les causes auxquelles peuvent être attribuées les affections épidémiques qui ont leur foyer dans les maisons hospitalières d'accouchements de la ville de Paris. »

La Commission départementale terminait en émettant une proposition ainsi formulée :

« Créer, en dehors des hôpitaux ordinaires, ou y annexer sans les confondre, des bâtiments capables de recevoir annuellement environ 600 à 800 femmes en couche ;

« Diviser ces bâtiments en deux corps de logis principaux, d'une capacité égale et reliés par deux galeries latérales ;

« Partager chaque corps de logis en salles pouvant contenir chacune dix lits, lesquels seront séparés les uns des autres par un espace beaucoup plus grand que celui qui existe entre les lits d'un hôpital ordinaire. Il ne faut pas

(1) Discussion à l'Académie de Médecine, 1858.

oublier, en effet, que les suites naturelles d'un accouchement récent placent les sujets auxquels ces bâtiments seront destinés dans les conditions les plus capables d'altérer les qualités de l'air, et qu'affaiblies dans une certaine mesure, et rendues plus impressionnables par les douleurs et par les fatigues inséparables de la parturition, les nouvelles accouchées se trouvent dans des conditions doublement dangereuses, puisqu'elles joignent, à la propriété fàcheuse de créer autour d'elles des éléments d'infection, une aptitude plus regrettable encore à être gravement affectées ;

« A ces premières dipositions doivent être ajoutés les meilleurs appareils de ventilation» (1).

En 1858, s'ouvrait à l'Académie de médecine une mémorable discussion à laquelle prenaient part toutes les célébrités médicales de l'époque. L'opinion publique y fut éclairée d'une façon complète, et l'Administration mise en demeure d'agir avec connaissance de cause. Nous reproduisons ici les conclusions formulées par les principaux orateurs. M. Depaul s'exprime en ces termes : « Il ressort bien évidemment de tout ce qu'on sait sur la marche de la fièvre puerpérale, qu'elle se développe presque exclusivement dans les maisons où sont réunies un certain nombre de femmes en couche, et que les cas qui s'observent dans la pratique civile ne sont, en général, qu'une émanation des épidémies d'abord concentrées dans certains hôpitaux; qu'une fois développé, quelle que soit son origine première, le poison se transmet d'autant plus sûrement et plus fatalement que le nombre des femmes réunies ensemble est plus considérable. D'un autre côté, puisqu'il est certain que la mort par fièvre puerpérale ne s'observe dans la pratique de la ville que dans des cas rares, comparativement à ce qu'elle est dans les maisons spéciales, *n'est-on pas conduit forcément à demander qu'on ne réunisse plus les*

(1) Dubois, Discours à l'Académie de médecine, 1858.

femmes en couche dans des maisons particulières; qu'on les dissémine, autant que possible, dans les diverses maisons hospitalières, et, mieux, qu'on trouve les moyens de les secourir à domicile ? J'ai la conviction que c'est la seule manière de faire disparaître, ou diminuer notablement, ces épidémies meurtrières qui viennent périodiquement porter le deuil dans les familles et attrister les médecins, qui, n'ayant à leur opposer que des médications incertaines, n'interviennent presque constamment que pour confesser leur impuissance. »

M. Cruveilhier terminait sa communication à l'Académie de médecine par une demande analogue à celle de M. le professeur Depaul. Tout en reconnaissant les efforts qu'avait faits l'Administration depuis quelque temps pour agrandir ses maisons d'accouchements et les assainir, il en dénotait l'insuffisance par une demande de réforme radicale.

« Qu'on n'espère pas, disait-il (1), la diminution dans le chiffre de la mortalité de ces maisons, si les choses se maintiennent dans l'état où elles sont en ce moment. Je le dis avec toute la conviction de la vérité : il n'y a qu'un seul parti à prendre pour prévenir le retour périodique de ces épidémies meurtrières, c'est la suppression des grands hospices d'accouchements, c'est leur remplacement par *des secours à domicile*, auxquels on pourrait ajouter un certain nombre de petits hospices situés hors de Paris, pouvant admettre 12, 15 ou 20 femmes en couche, *dans lesquels chaque accouchée pourrait avoir une chambre particulière.* »

M. Danyau, chirurgien chef de la Maternité, et M. le professeur Bouillaud voulaient que Paris possédât, dans des positions bien choisies, et aussi loin que possible des hôpitaux ordinaires, des petites Maternités avec la moitié seulement des salles occupées. En cas d'épidémie dans l'une de ces mai-

---

(1) Depaul. Discussion à l'Académie de médecine.
(2) Cruveilhier. Idem.

sons, la porte en serait fermée, èt les femmes qui se présenteraient dirigées sur une autre.

M. Paul Dubois proposait de supprimer les Maternités dans la capitale et d'en créer de nouvelles dans la banlieue, selon les indications de la science et en y introduisant toutes les réformes indispensables à leur salubrité.

M. Jules Guérin, enfin, pensait que : « l'étude approfondie de la fièvre puerpérale, la considération de ses divers éléments pathologiques, s'accordaient avec les résultats de la statistique pour faire regarder les établissements des Maternités comme des institutions dangereuses et meurtrières, et demander, comme un grand progrès, la suppression radicale de ces établissements, sous quelque forme et sous quelque dénomination qu'ils se présentassent. »

A la suite de cette longue et brillante discussion, l'Administration de l'Assistance publique ne pouvait rester inactive, sans faire preuve d'indifférence ou de mauvais vouloir; mais, au lieu de trancher la question dans le vif et d'entreprendre les réformes en grand, telles qu'elles avaient été proposées par plusieurs membres éminents de l'Académie, et qui eussent certainement donné de bons résultats, elle préféra tâter des demi-moyens. Au lieu d'être un progrès, c'était un retard dans la solution définitive de la question. On créa la Maternité de l'hôpital Cochin.

Ici je laisse la parole à M. le Dr Lorain, qui, dans ses cahiers de 1870, a exposé avec éloquence cette faute commise par l'Administration. « Il ne semble pas que les médecins compétents aient été consultés sur le plan de cet établissement; en tout cas, il ne s'en trouve pas aujourd'hui qui en réclament l'honneur; car l'entreprise a échoué. L'idée mère en était fausse, et il n'était pas besoin de cette coûteuse expérience pour s'en assurer. On construisit donc une belle maison, qui semblait réunir toutes les conditions requises pour l'emploi auquel on la destinait, au voisinage d'un hôpital, mais à une distance qui semblait la mettre à l'abri des miasmes de celui-ci, dans un vaste terrain bordé par des jardins; les vestibules y étaient larges; les salles, très-grandes, étaient disposées de telle façon qu'une sur deux fût toujours vide, et qu'on pût changer les malades d'air; les lits étaient très-espacés. Les moyens d'aération et de renouvellement de la literie, de lavage, étaient tels qu'on le pouvait désirer. On inaugura le monument, et presque aussitôt après son ouverture, il s'y déclara, sur les femmes qui y accouchaient, une terrible mortalité. L'étonnement fut grand; cette déception toutefois aurait pu être évitée, si la question avait été confiée à l'étude des gens compétents.

« Ceux-là auraient pu dire aux présomptueux administrateurs qui avaient entrepris l'hygiène de Paris, et en raisonnaient avec assurance, que ce n'est ni la beauté des constructions, ni les ornements, ni le marbre, ni l'ampleur des appartements, qui font la santé. On meurt aussi bien dans un palais que dans une écurie. La propreté n'est une demi-vertu que pour les délicats; elle ne contribue que peu à la santé. Ce n'est pas un sommier mis à la place d'une paillasse malpropre, ni le stuc à la place du plâtras, qui empêcheront une femme de mourir en couche. L'air dont on parle tant est une expression vague et mal définie; la chimie n'a point encore montré que l'air qui offense l'odorat contînt nécessairement des principes infectieux. La mauvaise odeur n'est pas un signe qui indique un danger certain de maladie. Pauvreté, logement misérable, odeurs fétides, absence de renouvellement d'air, linges imprégnés du liquide lochial, ce sont les conditions que l'on rencontre chez presque toutes les pauvres femmes, et il n'en résulte pas que les suites de couche doivent être mauvaises.

« Jamais personne n'a été en droit de faire de la maladie le corollaire de la malpropreté, ni de faire de la mauvaise odeur le synonyme de l'infection morbide. Il est vrai que le renouvellement de l'air est recommandé aujourd'hui par les chirurgiens; mais en ce qui concerne la fièvre puerpérale, il est certain que les fenêtres restant ouvertes toujours, il y aura des épidémies à un moment, et qu'il n'y en aura pas à un autre moment, sans que personne puisse donner la raison du fait » (1).

Cependant les propositions de réformes continuaient. M. Michel Lévy, dans son Traité d'hygiène publique, 1862, demandait :

« 1° Construction de Maternités en dehors des centres de population, dans la banlieue rurale des villes ;

« 2° Réduction aux proportions d'un petit hôpital, dût-on multiplier les Maternités ;

« 3° Placement de chaque femme en couche dans une chambre distincte, spacieuse, séparée, sans communication avec celle d'une autre femme en couche, et munie d'une cheminée à l'opposite des fenêtres ou de la porte d'entrée » (2).

En 1864, M. Husson chargeait M. le Dr Léon Lefort d'aller étudier à l'étranger les meilleurs modes d'organisation des Maternités. M. Lefort visita l'Allemagne, l'Angleterre et la Russie. Il trouva que la question avait fait de bien plus grands progrès dans ces divers pays que chez nous, et à son retour remit à M. le Directeur de l'Assistance publique, au mois d'avril 1865, un rapport qui contenait les statistiques de la mortalité dans les Maternités étrangères, ainsi que l'exposé de l'organisation propre à chaque pays. De ce rapport il ressort que la mortalité était beaucoup moindre que celle qui existe chez nous, et que les réformes que l'on réclamait en France depuis trente ans étaient déjà faites en Europe presque partout.

---

(1) Lorain. Cahiers de 1870. L'Assistance publique, pp. 11 et 12.

(2) Michel Lévy. Hygiène publique, 1862.

M. Husson remettait à M. le Dᵣ Lefort son manuscrit et ses dessins en lui écrivant :

« Un rapport destiné à rendre compte d'une mission administrative n'est autre chose que l'exposé de ce qu'on a vu, accompagné de réflexions que le sujet peut inspirer. Le travail que vous m'avez communiqué sur les accouchements contient sans doute beaucoup de faits dignes d'attention, mais c'est plutôt un traité développé de la matière, où la polémique et les théories occupent une grande place, qu'un rapport que je puisse publier comme offrant aux administrations et aux lecteurs studieux la constatation de ce qui existe : d'ailleurs il a des développements qui en font pressentir beaucoup d'autres sur des sujets aussi importants, et il me serait impossible, ne fût-ce qu'au point de vue de la dépense, d'engager l'administration dans des frais aussi considérables »(1).

C'était tout simplement une fin de non-recevoir.

En 1867, la Société des hôpitaux, après l'expérience de l'hôpital Cochin, et voyant les épidémies continuer, redemandait la suppression des Maternités.

En 1869, M. Charrier développait devant la Société de Médecine de Paris un plan de réforme, que deux ans auparavant il avait présenté au directeur de l'Assistance publique, de concert avec M. Lorain.

Il y sauvegardait les intérêts des femmes mariées qui ne sont pas aidées par leurs maris, et qui manquent des objets les plus indispensables, ainsi que ceux des filles-mères, si nombreuses à Paris, et qui n'ont pas, à proprement parler, de domicile.

Voici ce qu'il proposait :

1° La suppression des grandes Maternités ;

2ᵉ La réduction des services d'accouchements dans les hôpitaux à quelques lits nécessaires pour les femmes qui, étant

(1) Léon Lefort. Des Maternités en Europe, 1866.

traitées à l'hôpital pour une maladie, y accouchent, et pour celles qui, présentant des difficultés dans l'accouchement (dystocie), rentrent dans la catégorie des grands malades ou des blessés qui doivent subir des opérations très-difficiles. En tout cas, il convient que ces accouchements soient dirigés et pratiqués par un accoucheur ;

3° La création de maisons qui seraient disposées pour recevoir des femmes en couche en petit nombre, et placées dans des chambres particulières, sous la surveillance d'une sage-femme. Ces maisons, disséminées à travers la ville, suffiraient aux besoins de l'Assistance publique et seraient soumises à l'inspection quotidienne de médecins-accoucheurs. »

L'administration fit alors un nouvel effort pour sortir de son inertie, tout en se refusant à une réforme radicale que nos institutions politiques rendaient impossible. Sous l'inspiration de M. Moissenet, médecin délégué par ses collègues des hôpitaux, et de M. Depaul, elle rendit un arrêt qui prescrivit de diriger sur les maisons d'accouchements tenues par des sages-femmes de Paris désignées à cet effet, le trop plein des hôpitaux. Malheureusement cet essai ne fut établi que sur une échelle assez restreinte ; on n'en constata pas moins d'excellents résultats. Cette même année (1869), une nouvelle discussion se produisait au sein de la Société de médecine des hôpitaux et M. le Dr Tarnier faisait presque adopter en principe le plan des petits établissements d'accouchements, qui devaient prochainement être mis à l'essai.

Enfin, le 12 novembre 1869, MM. Lorain et Lailler firent décider par la Société de médecine qu'une discussion serait ouverte sur la question de l'assistance des femmes en couche. Il y était dit que l'initiative comme le contrôle de toute mesure appartiendrait dorénavant aux médecins, et que l'administration s'entendrait avec eux avant de s'entendre avec des architectes.

Le rapport fut présenté à la Société par M. Bourdon, le 14 janvier 1870 (1).

Nous venons de passer en revue tous les efforts qui ont été faits par le corps médical depuis plus de trente ans pour réformer en France l'assistance des femmes en couche. Comparons maintenant son organisation actuelle avec celle des pays étrangers.

En Angleterre, il existe pour ainsi dire deux charités : la charité privée et la charité publique.

La première a ses établissements indépendants de l'Etat (Britisch, City of London), Queen Charlott's), mais elle ne porte secours qu'à une certaine catégorie de femmes, à celles qui sont mariées.

Les filles-mères, sans distinction de culpabilité, sont exclues et ne peuvent venir accoucher qu'au Workhouse Marylebone, qui est un établissement communal.

Lying-in Hospital, qui ouvre une première fois ses portes aux filles-mères, les ferme en cas de récidive. La même distinction existe dans les services privés de secours à domicile.

La charité publique, qui a le Workhouse, reçoit indistinctement toutes les femmes qui se présentent pour accoucher.

Remarquons que le nombre des accouchements dans ces différents services est assez restreint; il est en rapport d'ailleurs avec l'importance de ces établissements, qui seraient insuffisants pour une cité aussi populeuse que Londres, si l'organisation des secours à domicile ne pourvoyait largement aux besoins de la population indigente.

Ces secours à domicile ont une importance capitale, non pas seulement comme bienfaisance, mais parce qu'ils sont le plus puissant adjuvant des moyens à employer pour combattre l'infection puerpérale.

Ainsi, en Angleterre, le service des femmes en couche est aussi disséminé que possible ; on y trouve :

(1) Lorain. Cahiers de 1870.

Des établissements de charité privée;

Des policliniques privées ;

Des établissements de charité publique;

Des policliniques publiques.

Voyons maintenant ce qui se passe en Allemagne :

Vienne, Munich, Prague, Dresde, Leipzig ont de grands services d'accouchements qui servent à l'instruction des élèves et des sages-femmes.

Berlin, Halle, Leipzig, Munich ont en outre des services à domicile (policliniques) qui sont confiés à des médecins et des sages-femmes et à des élèves. Cette organisation est avantageuse pour plusieurs raisons; car, outre qu'elle s'oppose à la propagation de la fièvre puerpérale, les femmes ne sont point forcées de quitter leur famille. De leur lit elles peuvent surveiller leurs enfants et diriger les détails du ménage ; et ce n'est pas d'une médiocre importance quand le mari qui part travailler de grand matin ne revient que le soir, comme cela a lieu le plus souvent. Elles n'ont pas besoin d'envoyer au dépôt, comme nous le faisons à Paris, pour les femmes qui viennent accoucher à l'hôpital, leurs petits enfants qui y contracteront peut-être, en temps d'épidémies, la coqueluche, le croup ou l'ophthalmie purulente; elles-mêmes sont à l'abri de la contagion puerpérale.

Dans ces pays, l'assistance à donner aux indigents, et l'assistance à donner aux malades sont confiées à des administrations différentes; grâce à cette décentralisation, les secours sont plus étendus et plus efficaces.

Il en est de même en Russie ; de plus, on a donné à des médecins la direction générale des vastes administrations hospitalières. Saint-Pétersbourg possède aussi, à l'instar de l'Angleterre et de l'Allemagne, des secours à domicile. C'est grâce à la décentralisation, à la direction confiée à des personnes compétentes, et qui, par conséquent, sont à même de juger des questions d'hygiène et d'y apporter des améliorations, que la Russie doit de posséder le meilleur régime hospitalier d'Europe.

Nous pensons, avec M. le Dr Lefort, que l'infériorité de nos hôpitaux reconnaît, en grande partie pour cause la fusion presque absolue, dans une même main, de l'assistance sociale et de l'assistance hospitalière, et la non-participation du corps médical dans l'organisation et la direction des services hospitaliers.

« Il n'y a qu'un remède à cet état de choses, dit avec raison M. Lefort : donner à un conseil médical, composé de médecins, chirurgiens et pharmaciens des hôpitaux, nommés par leurs collègues, la conduite directe des choses médicales afférentes aux hôpitaux. Ce conseil, que présiderait le directeur de l'Assistance publique, n'agirait que sous le contrôle d'un conseil de surveillance, auquel seraient soumises toutes les questions en litige, ou les questions importantes. Les directeurs administratifs de chacun des hôpitaux seraient choisis parmi les médecins ne faisant pas partie du corps médical des hôpitaux, et subordonnés au conseil médical supérieur. » (1).

Grâce à cette réforme dans le personnel administratif, il n'est pas douteux que la question n'entrât bientôt dans une phase nouvelle et ne marchât à sa prompte solution.

Voici les réformes que nous voudrions voir faire :

1° Supprimer les grandes Maternités et en faire des hôpitaux généraux;

2° Conserver 10 lits, ou plutôt 10 chambres particulières dans chaque hôpital général, pour les femmes qui, étant traitées à l'hôpital, y accouchent dans le courant de leur maladie, et pour celles chez qui un accouchement difficile (dystocie) réclame l'intervention d'un chirurgien;

3° Créer dans chaque circonscription des bureaux de bien-

(1) Léon Lefort. Des Maternités en Europe, 1866.

faisance de chaque arrondissement 6 lits, confiés aux médecins des bureaux de bienfaisance, ou à des médecins accoucheurs désignés. Ces petites Maternités seraient desservies par une sage-femme du quartier et par les sœurs du bureau de bienfaisance;

4° Créer également dans la banlieue, pour les besoins des communes environnant Paris, de petites Maternités de 6 à 10 lits, administrées comme les précédentes;

5° Conserver la dernière et utile création des accouchements chez des sages-femmes désignées par l'administration, et donner plus d'extension à cette mesure;

6° Établir sur une grande échelle le système des accouchements à domicile (policliniques), dirigés par des médecins des hôpitaux, ou pris dans le corps médical de Paris.

Partout les élèves des hôpitaux seraient admis comme aides, afin de faire la part des études obstétricales et de donner plus d'extension à cet enseignement.

Précautions à prendre dans la clientèle.

Dès qu'un cas de fièvre puerpérale s'est montré dans sa clientèle, l'accoucheur, qu'il soit médecin d'une Maternité où règne une épidémie, ou médecin ordinaire, fera bien de s'abstenir, pendant ce temps, de toute manœuvre obstétricale en ville; s'il a un service d'hôpital, et que la fièvre puerpérale n'y existe pas, il aura à craindre de l'y importer; alors il devra redoubler de soins sur sa personne, changer de vêtements chaque fois qu'il aura séjourné dans le milieu infecté, et soumettre les vêtements qu'il vient de quitter à l'action d'une haute température : employer des désinfectants (eau chlorurée, alcool, etc.), pour se laver les mains soigneusement et à la brosse, surtout si ses doigts ont été en présence de sécrétions morbides; éviter de multiplier ses visites et se faire suppléer par un élève instruit, dans le cas

où la malade réclamerait des soins assidus. Lorsqu'un médecin sort de chez une femme atteinte de fièvre puerpérale,
qu'il se garde bien de se rendre immédiatement chez ses
autres accouchées bien portantes, surtout chez celles qui
sont tout récemment accouchées; qu'il emploie auparavant
les précautions hygiéniques que j'ai indiquées plus haut.

Si, malgré tous ces soins, la maladie vient à s'étendre dans
sa clientèle, il n'y a pas à hésiter, il faut qu'il sache s'arrêter
à temps et se fasse suppléer par des confrères.

CONCLUSION

De cette étude il ressort que le mépris de la vie des pauvres
femmes en couche a trop longtemps duré; que trop longtemps un indigne système a comprimé les aspirations légi-
times et étouffé les voix indépendantes des médecins qui ont
pris en main la cause des indigentes. Nous avons été l'écho
des voix éloquentes, qui, depuis trente ans, ont protesté contre l'état de choses actuel; espérons qu'un avenir prochain
fera droit à de si justes réclamations.

A force de tomber sur le roc, la goutte d'eau finit par le
creuser; à force de faire voir le mal à ceux qui sont chargés
des intérêts de la société, peut-être finiront-ils par le conjurer

BIBLIOGRAPHIE

FRACASTOR. — De contagionibus morbisque contagiosis 1550.

AMBROISE PARÉ. — Traité de la peste, de la petite vérole, de la rougeole, avec brième description de la lèpre, 1568.

HOFMANN (Maurice). Sciagraphia morborum contagiosorum ex natura sanguinis præcavendarum et curandarum, 1668.

DIMEL. — De morbis contagiosis, 1685.

WEDEL. — De contagio et morbis contagiosis, 1689.

AOUSE. — De contagio, 1712.

FISCHER. — De contagio, 1724.

BUECHNER. — De natura morborum contagiosorum generatim spectata. Halle, 1768.

ACKERMANN. — De miasmate contagioso, 1773.

VICQ D'AZIR. — Observations sur les moyens que l'on peut employer pour préserver les animaux sains de la contagion. Paris, 1774.

LIND — Mémoire sur les fièvres et sur la contagion, trad. de Fouquet, 1780.

OWEN. — De contagione, 1783.

ALDERSON. — An essay on the nature and origine of the contagion of Fevers. Hull, 1788.

HILDENBRAND. — Ueber die Pest. Ein Handbuch für Aerzte und Wundverzte, welche sich dem Pestdienste widmen. Vienne, 1799.

PEREZ DE ESCOVAR. — Historia de todos los contagios. Madrid, 1800.

GARDET et CATTET. — Essai sur la contagion. An X.

HECKER. — Die grossen Volkskrankheiten des Mittelalters. Berlin, 1805.

LEFORT. — Dissertation sur les maladies contagieuses.

ADAMS (Joseph). — Observations on Morbid poisons chronic and acute, 1807.

BRETON. — Sur la Contagion, 1810.

HILDENBRAND. — Du typhus contagieux, trad. par J.-C. Gasc. Paris, 1811.

NACQUART. — Dictionnaire des sciences médicales, 1813, Contagion et Infection.

CHOMEL. — Pathologie générale, 1817.

OZANAM. — Histoire générale et particulière des maladies épidémiques, contagieuses et épizootiques, 1817.

FODÉRÉ. — Leçons sur les épidémies et l'hygiène publique, 1822.

MARX. — Origines contagii. Carlsruhe, 1827.

CHERVIN (N.). — Examen des principes de l'administration en matière sanitaire, 1827.

BOUILLAUD. — Dictionnaire de médecine et de chirurgie pratiques. Paris, 1830, t. V, p. 422.

BRACONNAT. — De la fermentation comparée à la contagion, 1831.

DENEUX. — Académie de médecine, 1832.

ANGLADA (Ch.). — Essai sur la Contagion. — Traité de la Contagion pour servir à l'histoire des maladies contagieuses et des épidémies. Paris, 1853, 2 vol in-8.

ROCHOUX. — Dictionnaire de médecine, 1834. Article Contagion, p. 501.

TOURDES. — De la Contagion. Thèse de Strasbourg, 1834.

BAZIN. — Infection et Contagion. Thèse d'agrégation, Paris, 1835.

DE LA BERGE et MONNERET. — Compendium de médecine, 1837. Article Contagion.

GRISOLLE. — Sur l'infection. Thèse d'agrégation. Paris, 1838. — Pathologie interne, 1846.

LIEBIG. — Chimie organique végétale, 1840.

TARDIEU. — Dictionnaire d'hygiène publique et de salubrité. Paris, 1852-1854; 2ᵉ édition; 1862.

BÉHIER et HARDY. — Traité de pathologie interne, 1858.

AUDOUARD. — De l'infection considérée comme principe de la contagion de certaines maladies, 1844.

BOUCHUT. — Des maladies virulentes, 1847. — Sur les maladies contagieuses. (Gazette médicale, 1848.)

BEAU (J.-H.-S). — De la Contagion dans les maladies. Thèse de professorat, Paris, 1851.

BOURGUIGNON. — Contagion de la gale et son traitement, 1851.

MARCHAL (de Calvi). — Des épidémies. Thèse de professorat. Paris, 1852.

MIALHE. — Chimie appliquée à la physiologie et à la thérapeutique, 1856.

ROBIN. — Gazette des hôpitaux, 1856. — Sur les états de Billet.

6

virulence et putridité de la substance organisée
(Gazette médicale, 1864). — Leçons sur la substance organisée et ses altérations. Paris, 1866,
1 vol. in-12.

GUBLER. — Etude sur la mucédinée du muguet (Mém. de
l'Acad. de méd., 1858, t. XXII, p. 443).

GALLARD. — Qu'est-ce que la fièvre puerpérale ? (Union
médicale, 1857). — Dictionnaire de médecine et de
chirurgie pratiques. Article Contagion, 1868.

TROUSSEAU. — Clinique médicale de l'Hôtel-Dieu, 1860.

DUPUY (S.). — De la spontanéité morbide, 1863.

PASTEUR. — De la fermentation (Comptes-rendus de
l'Acad. des sciences, 1863).

GOURAUD (Xavier). — Caractères généraux des maladies
épidémiques, 1866.

CHAUFFARD. — De la spontanéité et de la spécificité dans
les maladies, 1867.

CHAUVEAU. — Comptes-rendus de l'Académie des sciences,
1868, 1 vol. in-8.

DAVAINE. — Sur la nature des maladies charbonneuses
(Arch. génér. de méd., 1868).

LORAIN. — Thèse inaugurale, 1855. — L'Assistance publique, cahiers de 1870.

MONNERET. — Pathologie interne, 1866. — Mémoires de
l'Académie de médecine, 1858.

DIEULAFOY. — Thèse d'agrégation, 1872.

P. DUBOIS. — Dictionnaire en 30 volumes.

CHALVET. — Des infectants et de leurs applications. —
Mémoires de l'Académie de médecine, 1863.

HALLIER. — Jahrb. f. Kinder heilkunde, 1869, 2 Heft.

COZE et FELTZ. — Recherches classiques et expérimentales

sur les maladies infectieuses, 1852.

Michel Lévy. — Traité d'hygiène publique, 1862.

Hervieux. — Note lue à l'Académie de médecine, novembre 1869. — Etude sur les suites de couches, 1870.

Tarnier. — Thèse inaugurale.

Besnier (E.). — Rapport de la Commission des maladies régnantes. Janvier et février 1868.

Grisolle. — Pathologie interne, 1846.

Léon Lefort. — Des Maternités en Europe, 1866.

Trélat. — Archives de médecine, 1867. Etude sur les Maternités.

Bouchardat. — Notice sur les hôpitaux de Paris, 1868.

Ténon. — Rapport sur les hôpitaux de Paris, 1788.

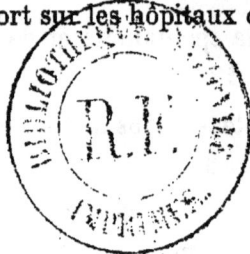

A. Parent, imprimeur de la Faculté de Médecine, rue Mr-le-Prince, 31.

www.ingramcontent.com/pod-product-compliance
Lightning Source LLC
Chambersburg PA
CBHW050609210326
41521CB00008B/1181